健康食品推薦指南

健康食品該怎麼挑、怎麼選，一本書說清楚！

讓你用最平價的價格、最高的 CP 值，買到絕對有政府核可、認證的健康食品！

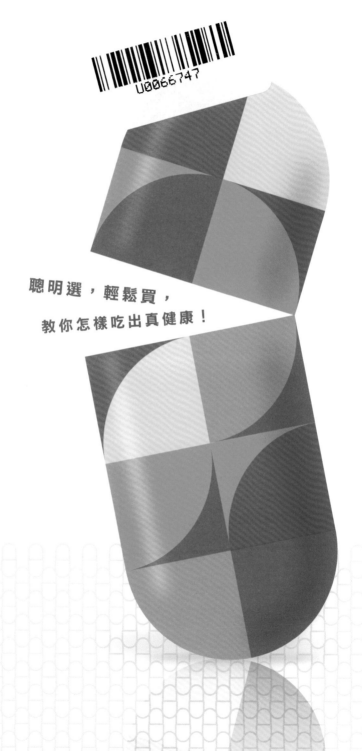

聰明選，輕鬆買，
教你怎樣吃出真健康！

U0066747

建立清楚的健康食品觀念

2020 年 8 月衛福部食藥署發布新聞，決定自 2022 年 7 月 1 日起，除了取得「小綠人」標章的健康食品外，一般食品品名都不得使用「健康」二字。這是台灣食品藥物安全的一大進步。

長期以來，大多數的台灣民眾大都分不清「健康食品」和「保健食品」的差異。這亦是台灣保健食品學會一直以來想做的事情：讓一般大眾及學生瞭解健康食品政策與基礎觀念；同時，鼓勵保健食品廠商取得「健康食品認證」，能嘉惠社會大眾。

其實，本學會更是希望鼓勵並支持，取得健康食品認證生產製造的廠商，能以親民的價格銷售健康產品，讓社會大眾可以用平價的金額取得有政府核可、認證的健康食品。

今日喜聞蕭乃文教授的《健康食品推薦指南》出版上市，此書為文邏輯觀念務實，且執行容易，對於健康食品認證的普及推廣，具有深入廣大群眾的效應。此外，這本書具有將

政府政策讓民眾簡單瞭解，民眾認知提升則對於健康食品產業，具有更進一步的推動。

　　尤其是，本書將非常專業的生技學說，以最簡單明白的方式解釋給每位讀者，等於是「給人予魚食之，不如授之以釣竿，教其釣魚」。這本書的確是本絕佳的好書，故我非常樂於向眾人推薦《健康食品推薦指南》一書。

龔瑞林

現代人一定要懂的健康食品攻略

　　外食多、壓力大、睡眠少，這些不利健康的因子，現代人常常因為經濟或工作等現實問題、難以擺脫。

　　在這種情況之下，使用健康食品，加強身體防禦工事就成為維持健康的另一種選擇。

　　只不過，面對市場上琳瑯滿目的健康食品，多數人根本不知如何下手。不少人花了一堆錢、也不見得買到健康。

　　也因此，當知道蕭乃文博士要出版這樣一本教大家聰明選、輕鬆買健康食品的推薦指南時，我心裡便十分期待。看到書本的內容，除了博士直接從市面上的健康食品挑出符合他個人評選原則產品，讓讀者可以看書跟著選產品之外；書中提供的幾個簡單好記的原則，以及健康食品相關規則，不僅具教育意義、也十分實用。

　　例如，有「小綠人」健康食品標章、有衛生福利部幫忙把守第一關。但是，有小綠人標章就都一樣嗎？以魚油等產品來說，原來「健食字」跟「健食規字」意義就大不同。另外，產品的臨床試驗是做「人體試驗」還是「動物試驗」，兩者

也有差別、消費者不妨留心。

　　比較品質與效果之外，現代人最強調的ＣＰ值也是本書重點。品質效果差不多的產品，如果能夠用比較便宜的價格買到、當然比較理想。

　　如果一個產品有多個功效認證，例如，又能夠調節血糖、也幫助不易形成體脂肪，當然也是優先選項。

　　此外，若購買的健康食品可用來替代原本的餐食，例如用活菌發酵乳沖泡燕麥片當早餐，不僅一次滿足多種健康訴求，食用方式也更符合平日生活型態，還能節省費用，一舉兩得。

　　相信讀者只要用心細細研讀本書，未來即使放下書、站在產品架前也不會再一頭霧水、輕易被推銷話術混淆。更懂得妥善選擇健康食品、吃出真健康。

洪素卿

瞭解健康食品的重要性

感謝作者蕭乃文教授的邀請,這是我第一次有機會擔任書籍推薦文的撰寫者。

除了自身營養、食品方面的專業背景;我自己也是長期都有吃健康食品及保健食品習慣的人,所以能以專家兼具使用者的角度來推薦此書!

大家注意到了嗎?! 剛剛提及的是「健康食品」及「保健食品」;分開寫是因為兩者無法畫上等號!健康食品是一個法律名詞,唯有通過認證,確定具有「保健功效」,才能獲得「小綠人標章」,得以冠上健康食品這四個字。

通過認證的標準相當嚴格,會需要耗費大量的時間、資金及人力,所以目前在我國具備健康食品標章的品項,只有不到 500 項。而本書作者先是透過介紹健康食品的由來,讓大家能感受到,這個標章的得來不易及重要性。

也在書中傳達了正確的使用觀念,確實不論是健康食品或保健食品,畢竟都算是食品而不是藥品,不能抱有太高的期待,要求看到立即見效。而且在研究保健功效的試驗中,

平均會做到 8 週的實驗，才能得出結果，所以我們也會建議，任何補充品都至少要持續地吃到 3 ～ 6 個月才會有感覺！

在補充量的部分，也會需要按照包裝上標示的建議量來吃；我常說：「劑量決定毒性。」再好的東西，吃多都會傷身體，像是水喝多了也會造成水中毒，所以適量才是最好。

另外，站在分散風險及飲食多樣化的視角來看，會建議每半年到一年，可以更換不同產品或品牌來補充，因為每個人的身體狀態，還是會隨著時間、生活狀態有不同變化，所以適當的轉換、不固定長期的補充，才能對健康有好處，透過這樣的方式，或許也能再找到更適合自己的產品。

此書中還提及了營養師很關心的一件事，那就是添加糖問題；這是主要影響國人肥胖及牙齒健康的原因。根據 2005~2008 國民營養健康狀況變遷調查結果顯示，喝含糖飲料造成體重過重的風險是不喝者的 1.9 倍，所以會建議每日添加糖的攝取不該超過 40 ～ 55 公克，作者也將書中提及的健康食品營養標示附上，並且提醒讀者要注意糖攝取量。

如果你也想要以高 CP 值得方式來為自己的健康加分，推薦大家可以將此書當作入門的指南，幫自己挑選出最合適的健康食品吧！

陳嫚羚

直球對決的勇氣

　　三不五時的社會新聞，一定會有某某人每年花費鉅資，吃了一堆的保健食品，不是徵狀沒好轉，就是搞壞身體而鬧上社會新聞的版面，每每看到這些，就感覺到我們到底身在何方？明明台灣大學升學率高達九成七以上，每年碩博士生畢業人數將近二十萬人，台灣早就該屬於經濟學大師彼得‧杜拉克口中所謂的「知識型社會」，但為何消費者依舊分不清食品與藥品的差別？為何總把過多的期待放在食品身上，卻不願好好正視並維護自己身體的健康？

　　原因就在於台灣民眾飲食識讀的能力太弱，但這是因為從來就沒有人教過我們，飲食到底是怎麼回事，該怎麼吃、該怎麼看待，所以才會造成今天即便大學學歷滿街都是，依舊食品、藥品傻傻分不清的局面。而此書作者蕭乃文教授，用每個人都在意的金錢著手，並以他個人對健康食品的專業知識，大膽推薦這 20 支在效益與金錢上最值得的健康產品，這樣「直球對決」的勇氣，令人不得不欽佩，也是我願意為

此書推薦的原因。

　　但我也在此呼籲，此書的重心除了那 20 支產品之外，最重要的其實是對健康食品觀念的建立，包括：健康食品的定義、認知，以及功效研究……等，作者都一再為讀者打開腦洞，像是：「健康食品不是藥，無法速效」、「健康食品只是輔助，並沒有療效」、「不是所有天然的食品或成分，就是安全無虞」等，希望讀者一定要謹記在心，這也是正確看待健康食品的重要觀念。

　　此書篇幅不長，卻謹然有序，從建立觀念開始，產品說明繼之，最後再輔以其中關鍵的成分與法規，令人讀起來一氣呵成，全然不費力，所以我才說，作者直面消費者難解的觀念、業者各式的花招的勇氣，完全承擔起學者的社會責任，讓人在各式謠言紛飛的健康食品市場，猶如醒腦的明燈。

　　　　　　　　　　　　　　　　　童儀展

我為什麼寫這本書？

　　你好，筆者是彰師大生物系蕭乃文老師，研究方向為研發平價癌症標靶藥物、開發平價保養品、推行平價健康食品。

　　我為什麼會寫這本書呢？

　　這本書是寫給不是此領域的多數朋友們，希望當你看完這本書，即使不是學生物科技相關領域，也絕對可以理解本書的邏輯。

　　筆者希望藉由這本書能夠讓消費者注意到平價的「健康食品」，不要以為市面上的健康食品，只有賣得很貴的才有效；也不要看不起這些平價的健康食品，如此才能讓這些願意生產平價且有健康食品認證的廠商得到支持。進而希望本書所推薦的平價健康食品廠商，能繼續維持價格，如果因為這本書而賣得更好並降價的話，這也是筆者非常樂見的，而其他沒有推薦的廠商願意降價，筆者也會非常開心。

　　筆者教書 15 年來，從早期教授的健康食品產業課程及在職班，到近幾年在通識課程中談到健康食品，很多的學生、

學員、認識的業界及廠商朋友們，都覺得筆者這樣的概念可讓大眾知道。這本書也歸納出了一些結論，筆者的朋友都覺得很值得分享給各位。最後，實質上來說，如果你有在吃健康食品，這本書保證會讓你一年省下不少錢。

這本書在出版時筆者並未與本書推薦的廠商產品代言或業配，請各位放心。筆者撰寫這本書不是為了賣弄學問；而是希望大家都可以用非常平價的價格得到健康，這樣對國家的健保也會有幫助，因為大家都健康了，那麼健保的支出就會隨之降低。筆者希望，即使你不是生物相關領域的人都能看得懂，你會發現結果是這麼的簡單。

大部分的朋友也許並不知道可以用這麼平價的價格，就能達到國家保證的效果。如果你現在有吃健康食品，或是沒有國家保證的功效，或是價格不低，真的可以先考慮本書所建議的平價健康食品。

本書總共推薦 20 支產品，為什麼呢？市面上的健康食品或保健食品，不論電視購物、廣播電台或網路社群媒體賣的，線上線下加起來可能上萬種；但真正有國家認證的目前只有 464 件（2020/05/04 為止）。在本書中筆者將以這 464 件健康食品做全盤的分析，告訴你哪幾項最超值，給一個綜合的推薦，讓各位不需要花太多時間，去分析所有的健康食品，所以這本書可以省掉你很多時間。

這裡還提到一個概念，就是一般消費者都覺得「天然的尚好」。但是「天然的尚好」這句話，其實有很多可以討論的地方，有很多天然界的植物、動物是有毒的，所以「天然的尚好」應該是說這種食物、這個食品在人類的世界，長久以來已經被大量的食用且時間很久，吃的人也很多，量也很大，不會有問題，所以這樣定義天然才比較好。

　　並不是這一項食品的原料來自於天然就沒有問題，很多的毒物其實都來自天然界，所以筆者們的安全性和「天然」兩者的關係，其實應該是取決於有沒有大量、長久的人體食用；而價格是其中一個重要的關鍵。一個價格很平價的食物，就會變成大家大量食用的物品；如果是價格很貴的食物，即使存在這個世界上很久了，但是因為價格太貴，食用的量及人數就少很多，那你就很難評估它的安全性和效果到底夠不夠。

　　筆者會從不同的條件來篩選，要花錢吃就要吃有國家保證而且絕對負擔得起的。大家可能認為吃個健康食品每個月要好幾千塊，其實不用，每個月只要幾百塊就可以達到國家保證的功效，筆者會從國家核定的 13 項種類，一項一項種類的推薦。

　　如果你目前有吃健康食品的習慣，覺得可以負擔，你其實可以不用買這本書，但是你買這本書可能會有一個機會，

讓你未來省下很多的錢。因為現代人不會只需要一個功效的健康食品（這是很多人的困擾），所以要吃的功效健康食品合起來，其實金額是高的，而筆者的建議可以讓你一年省下好幾萬塊，這輩子可以省下百來萬。

　　筆者寫這本書的目的，是希望鼓勵被筆者推薦的產品業者，代表這個產品是大多數消費者負擔得起；而廠商又願意去做有健康食品認證的實驗，鼓勵產業界，也讓消費者可以更聰明的去選擇，甚至有能力去負擔健康食品，並支持不錯的產品。當然，也能夠帶給消費者健康，並敦促沒有健康食品認證的廠商，去做健康食品的認證實驗，保障消費者的權益。筆者非常希望宣傳能夠用這樣的邏輯去挑選健康食品。

　　10 年前，大部分的消費者大概只需要一到兩樣功效，近幾年來越來越多的消費者希望可以吃到很多功效的健康食品，但是這樣的金額會非常地高，個人認為為了吃這些功能功效的健康食品，花這些錢有點太多，10 年前的健康食品的價格也比較高；近幾年，由於健康食品的產品很多，所以價格良性競爭之下，對於消費者是比較有利的。最後，期待各位可以耐心讀完這本書。

目次

Part I

在台灣
何謂健康食品？

首先，消費者必須對健康食品有基本的認知，在台灣健康食品是有法律保障及規範的，沒有健康食品認證的產品不能宣稱它的功效，有認證的產品也只能夠宣稱被認證的功效，雖然有做過安全性試驗，但是在產品的標示上，各位一定要去注意它的警語和注意事項。

早期的電台賣藥

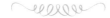

　　健康食品早期在台灣，並不是大家所想的這樣定義廣泛。1999 年，在那個時代，廣播電台常常在賣保健品，但當時對這些保健品的規範並不明確。因為健康食品並不需要處方籤，在任何商店都可以買到，所以民眾會認為保健品就跟食物一樣，但它有健康功能，多吃多健康，於是變得很容易食用過量，這也是大眾認為台灣洗腎比率如此高的原因之一。

　　因此，政府有鑒於普羅大眾對於健康食品的不瞭解。開始推行健康食品規範。首先，就是做安全性試驗，才能確保民眾吃的安全。按規定，健康食品認證必須先做完安全性試驗，接著才做功效性試驗。最後，再由政府頒發健康食品標章給這項產品。

　　也就是說，台灣的健康食品基本上都有一定程度的安全性試驗，以及產品的功效試驗。此外，大部分的消費者沒有注意到的是，要達到功效必須每天食用到一定的建議劑量，才能夠達到功效。既然每天都有建議劑量，就可以知道一個月會吃到多少錢。

健康食品認證只有 13 項

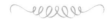

　　由以上的介紹，讀者便可以理解有健康食品認證的產品，因為有國家的監督，可以確定其安全性跟保證功效，所以大家請優先挑選有健康食品認證的產品。**但是，目前台灣的健康食品認證的項目只有 13 種功效，所以這本書也只討論這13 種功效的選擇。**筆者會為各位推薦在其中非常平價，但具有安全性跟功效性的認證。

　　讀到這裡，大家應該可以理解同樣要花錢，當然要買有健康食品認證的產品，這樣才能讓目前沒有健康食品認證的保健品廠商，知道消費者變聰明了。如此，他們才會願意去做食品安全性跟功效性的試驗。

　　台灣的健康食品法對於有認證的健康食品是很嚴格的，如果成分不足有疑慮都會開罰，之前就有一項知名飲料的健康食品廠商被開罰過，其實從《健康食品法規》中（附於本書最後），會發現罰款非常的高，歷年來有幾個廠商也有產品是被開罰的。

《健康食品管理法》的出現

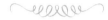

　　在台灣，「健康食品」是法律名詞，根據《健康食品管理法》，健康食品必須為經審核通過、具有核准證號的產品，才能於產品包裝上標示「小綠人」標章。在那之後，沒有經過健康食品認證的產品不能稱為「健康食品」，也不能宣稱自己有功效，只能稱之為「保健食品」。

　　因此，這本書會排除沒有健康食品認證的產品，也就是市面上成千上萬種的產品，只有擁有台灣政府健康食品認證的，才可以宣稱食品是有功效，從 1999 年第一件獲證的健康食品以來，到目前為止 20 年來只有 464 件（2020/5/4）。沒有政府健康食品認證的產品，因為安全性跟功效都沒有政府背書，不能對外宣稱擁有功效，這也是本書敢跟大家保證書中所有介紹的產品都有效的原因。有國家掛保證的安全與功效，指的就是這些有健康食品標章的產品。

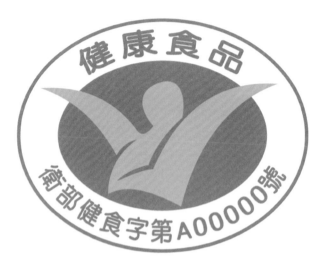

健食字標章

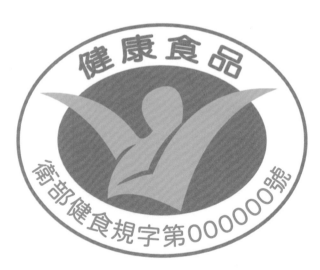

健食規字標章

13 項健康食品認證功效

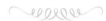

筆者必須宣傳一項理念：要吃就要吃有健康食品認證的，除非你需要的功效不在這 13 項內，以下分別列出：

(1) 調節血脂功能

(2) 不易形成體脂肪

(3) 胃腸功能改善

(4) 護肝（化學性肝損傷）

(5) 調節血糖

(6) 輔助調整過敏體質功能

(7) 免疫調節功能

(8) 抗疲勞功能

(9) 延緩衰老功能

(10) 輔助調節血壓功能

(11) 骨質保健功能

(12) 促進鐵吸收功能

(13) 牙齒保健功能。

這些產品都需經科學實證、無害人體健康（事實上，這點要注意警語，因為有些產品攝取過量，仍會對健康造成威脅），且具有明確保健功效，或符合衛福部公告之規格標準，經衛福部審查通過者，才能稱為「健康食品」，並可標示健康食品標準圖樣及核准之功效。

各位不要覺得有健康食品認證的產品就可以多吃多好，在健康食品的標示上都會有警語和注意事項。**幾乎每個健康食品都會寫「不要超過建議用量，多食無益」，倒不如按建議劑量接續地吃，這樣才會有效果。**

Part 2

如何挑選
適合自己產品

要篩選成千上萬的產品，找到平價且國家保證有功效，
而值得各位採購的健康食品，是這本書最大的價值。
各位不用花很多時間、精力及學問，去做這樣的功課，
筆者已經歸納出來給大家參考。接下來，筆者還會依
據一些原則來告訴大家如何吃得有效又平價，甚至幾
乎不用錢，以下是筆者的篩選邏輯。

2-1

健康食品不是速效藥

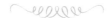

　　由於健康食品並不需要開處方簽,也並不一定要在藥房才能買得到,一般的商家、便利商店,甚至網路都可以販售,也就是說並沒有限制販售的通路。

　　正因為有做過安全性的試驗,是定位在有健康功效的食品,所以大部分民眾可能會覺得可以大量食用。而一般民眾吃健康食品不像吃感冒藥,吃個三、五天就不吃,所以健康食品的價格是本書首先考慮的因素,要長期吃且負擔得起。以目前 464 件的產品,有的產品一個月吃起來要一萬多元,有的產品一個月吃起來 100 元,價差有百倍之多。同功效的產品也有很多是價差 10 倍的。

　　在這裡也告知各位讀者,如果有這 13 樣功效的身體狀況,建議先去看醫生。健康食品不是藥,無法速效。在做功效性實驗,平均是 8 週的時間,也就是兩個月到五個月不等的時間,才能夠看到功效。如果你的狀況嚴重,其實健康食品是來不及的,建議先看醫生,等急性症狀緩解後,再考慮

食用健康食品。因此，請先瞭解你的疾病是什麼原因。

　　等急性的原因消除之後，再藉由健康食品做局部的輔助。有這樣的概念之後，我們就可以計算出每種產品要達到功效、每個月要花的錢，所以就可以把 13 項功效的產品每月花的金額統計出來。再依大家可以接受的金額下，增加幾個條件來篩選：最好這個健康食品的樣態是接近食物的樣態，這樣也許可以取代部分的餐食，那就可以讓大家在餐食的經費給節省下來。

2-2

健康食品的功效研究

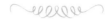

　　另外，健康食品的功效實驗有分：人體實驗和動物實驗。有一些實驗像是護肝實驗，就只有動物實驗沒有人體實驗。而有的功效實驗可能就人體跟動物都可以，因此筆者在大家可以接受的消費金額下，盡量選擇有人體實驗的產品；還有健康食品的安全性也有分類，筆者會在大家可以接受的金額下，選擇分類較安全的健康食品。

　　首先，商品每月吃出功效的價格，希望是每天 5 元到 30 元的銅板價。同樣都是國家認證的功效，越平價則越多民眾可以負擔得起，不過還是會考量下面的幾個條件——

商品的附加成本

　　有些商品的通路稀有，只出現在廣播或特殊的電視頻道，造成消費者不易購買，甚至無法常態性購買。還有的是傳直銷，有附加會員費用甚至每月固定消費金額壓力，所以最好是容易購買到，且沒有附加費用的商品。

◇◇ 多功效

　　有的健康食品同價格但是會有兩個功效的認證，最多甚至有三個功效的認證，所以一樣的價格當然要買多功效實驗認證的。

> 大部分的消費者民眾可能都認為健康食品，一定是錠狀、膠囊、粉劑，或是瓶裝的機能飲。但，其實有很多健康食品幾乎可以取代餐食，甚至搭配餐食融入生活當中，也由於這些可以代替餐食的健康食品，代表它的樣態比較接近食物，所以筆者盡量在同功效和同價格還有相當客觀條件下，推薦較接近食物樣態的健康食品。
>
> 筆者在推薦的產品類別裡，有的選入是不能取代餐食的健康食品，原因就是這類型的產品，消費者特別有需求，所以找出每月最低價格，或是此產品雖然它不能取代餐食，但是價格實在平價所以就會選入。

◇◇ 健康食品功效實驗類別

　　健康食品在做功效性實驗時，有的會做動物實驗、有的

會做人體實驗，其實這不是影響產品會不會獲得健康食品認證的要件，但是我們是消費者，當然希望在同樣的價格下，可以買到有人體試驗的會較信賴感，或是比較安心，這是一個心理上的考量。

但是，有的功效性健康食品就只有動物實驗，比如護肝功能，就不可能拿正常人來實驗；這是有風險和疑慮的，所以護肝功能的商品全部都是動物實驗。而其他的功效會有一些就只做動物實驗，也有的是人體實驗，所以筆者會盡量推薦是人體實驗的，其次的選項是動物實驗。因為兩個同功效的健康食品、價格也接近；但一個是用人體做實驗，另一個是用動物做實驗，當然是買做人體實驗的健康食品。

◇◇ 健康食品法的安全類別

衛生福利部食品藥物管理署的規範，可以保障健康食品安全性。消費者在選擇健康食品時，最好先選第一類的健康食品，因為它是傳統常見的食物，通常第三類和第四類的健康食品，代表它是傳統不常見的食物，第四類的健康食品甚至可能會有一些健康疑慮的成分，所以在做安全性評估時，要做得非常多的實驗，以證明它的安全性，所以筆者不太推薦第四類安全性的健康食品。

因為這只是吃健康食品又不是吃藥，何必去冒這樣的風

險。不過，最終仍然是要回歸到一件事，就是通過這些安全性認證的健康食品，是由國家保證的，它的安全性應該是沒有問題的。只是在選擇的時候，消費者的心裡當然希望給家人選擇最安全的健康食品，通常就屬第一類或第二類安全性的健康食品。

　　所以筆者選的策略很簡單，就是是選最安全的第一類，其次是第二類，沒得選才為第三類，而本書沒推薦第四類安全性的產品。

　　健康食品之安全評估分為四個類別。主要是針對以長期食用及製造加工之安全性作考量，故食用目的、方式、製造加工方法、流程、最終產品形式及攝食量等，均為分類之考慮因素。健康食品安全性分類台灣法規的規範如下：

第一類：屬下列二種情形之一者，得免再進行毒性測試。

　（一）產品之原料為**傳統食用且以通常加工食品形式供食者**。

　（二）產品**具有完整之毒理學安全性學術文獻報告及曾供食用之紀錄**，且其原料、組成成分及製造過程與所提具之學術文獻報告完全相符者。

第二類：產品之原料為**傳統食用而非以通常加工食品形式供食者**，應檢具下列項目之毒性測試資料。

（一）基因毒性試驗

（二）**28 天餵食毒性試驗**

第三類：產品之原料**非屬傳統食用者**，應檢具下列項目之毒性測試資料。

（一）基因毒性試驗

（二）**90 天餵食毒性試驗**

（三）致畸試驗

第四類：產品之原料**非屬傳統食用且含有致癌物之類似物者**，毒性測試資料。

（一）基因毒性試驗

（二）90 天餵食毒性試驗

（三）致畸試驗

（四）**致癌性試驗**

（五）**繁殖試驗**

Part 3

挑選健康食品的
正確觀念

在推薦健康食品之前，筆者希望各位讀者能夠瞭解的一些觀念，筆者個人覺得這些觀念非常重要，如果這些觀念你能夠理解，你再去選購健康食品對各位是比較有保障的。

3-1

身體有疑慮或症狀，請先看醫生

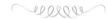

　　健康食品只是輔助，並沒有療效，更何況是沒有健康食品認證的保健食品，是無法給消費者科學統計上的功效。如果各位讀者有身體上健康的疑慮，應該是先看醫生。如果醫生覺得不需要醫療處置或不開藥。代表您的健康疑慮並不算是很嚴重，不需要醫療介入，此時再來考慮健康食品。

　　因為吃健康食品不見得會比較有幫助，筆者分析 464 項台灣核准的健康食品，其功效是輔助功效並沒有療效，政府法規也規定不能宣稱療效，而且**幾乎**每件健康食品包裝上面都會標註，在使用之前要詢問醫生及營養師的建議，您就可以理解即使有健康食品認證的產品都會這樣建議，更何況沒有健康食品認證產品。

　　筆者碰過太多朋友明明身體就是有症狀，但就是不看醫生，覺得吃藥有毒，只會迷信健康食品，拿來跟筆者討論。而這項健康食品可能每個月費用非常的高，但是他卻不願意把這個費用拿去好好檢查身體。各位讀者你瞭解自己的身體

嗎？你知道自己是否有 A、B、C、D 肝的帶原嗎？如果都不
瞭解；應該好好的去醫院做檢查，再來評估你是否要服用護
肝的健康食品。

　　個人認為如果有想要食用健康食品的讀者，還是先針對
你的需求和家庭醫師討論。我的建議是：如果醫生告訴你不
需要吃藥，也許是定期追蹤即可，你或許可以考慮用健康食
品的功效做保健。

　　希望各位讀者先有以上的認知，這樣對你的健康才是最
有保障的。筆者想說明的是，在台灣幾乎所有健康食品的功
效實驗都要 6 週到 10 週不等，平均是 8 週，也就是兩個月的
時間，才可能看到統計上功效的意義，如果你今天的血糖已
經很高，或是肝指數很高，其實這個時候應該要趕快就醫，
而不是尋求健康食品救助。

使用或購買前，必須仔細看成分標示及注意事項警語

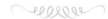

　　台灣因為經歷過塑化劑、地溝油回收事件，所以目前的食品及化妝品的法規規定，產品內容成分都是要全部公開，這是一個很好的機會，讓消費者能透明的瞭解你所買的產品，內容物是什麼樣的東西，而列出的順序就是這個產品裡成分比率的高低排序。

　　產品標示也會告訴你服用的注意事項、警語，以及建議用量；這是非常非常重要的。有些產品可能會告訴你：孕婦不能服用；或是「多食無益」，只要「建議用量」便可；或者會告誡使用者這個產品不能和哪些食物交互使用；所以，一定要好好看完包裝上的所有標示是基本功。

對於天然這件事

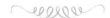

　　個人對於天然的看法可能跟大家不太一樣，因為不是所有天然的食品或成分，就是安全無虞的，大家都知道有一些天然物其實是有毒的，例如：姑婆芋。筆者認為的天然，反倒是長久以來已經被大家食用，沒有危險因子；概念就很接近健康食品的安全性分類的第一類或第二類的食品。

　　因此，請大家記得即使這一個食品和成分來自於天然，但是它並不是長久以來很多人就在食用的，那就沒有很多的充分的資料，可以證明它的安全性是沒有問題的。大家有吃過天山雪蓮嗎？天山雪蓮是來自於天然，但是吃過它的人太少，而且長期吃它的人一定是更少，所以這樣子的東西的安全性當然無法 100% 保證。

　　筆者認為天然應該是這個食品和成分，都來自於自然，而且是長久以來很多人食用的，而且時間很長，大家用量也不少，那麼這個東西是天然的，因為大家都可以理解吃了這樣的成分之後，帶給人們的什麼副作用，或是什麼好處跟壞處等等。

3-4

謹守平價與來自天然是相關的

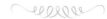

　　如果大家能夠理解，筆者所提的來自天然的食品和成分的概念，那當然就絕對跟價格有關；或是跟它的稀有度有關，因為稀有的東西價格絕對貴，並無法讓大多數人長期且普遍的食用。

　　平價這件事情其實跟天然某種程度是相關的，一個存在於自然界的食品、成分，如果是非常平價、唾手可得，假設這個食品和成分是有功效，那它安全性會變得很容易掌握，甚至不用做安全性實驗，因為這些成分已經很多人都在吃，而且食用非常久了，所以價格平實很重要。想想你身邊有人是天天都吃人蔘的嗎？光是人蔘這種目前社會上還算普及的保健品，都很難有人天天吃且吃足夠的量。所以你說平價重不重要呢？

如果你照著筆者邏輯選健康食品，個人認為這樣選出來的產品很平價的，吃了兩個月沒有明顯效果，其實損失不大。你可以再回過頭來吃你覺得有效的健康食品。不過，此時你應該要思考一個問題是：同樣都是訴求同一功效的不同產品，為什麼一個有效，一個沒效。是不是其中之一添加了其他成分，或是你的問題可能比較嚴重，健康食品可能沒有辦法調理好。因為筆者看過很多沒有健康食品認證的產品。可能加了一些成藥或其他的成分，就會讓人覺得很神奇、特別有效果，這是大家要特別注意的地方。

3-5

到底是某人有效還是科學統計有效？

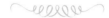

　　有健康食品認證的產品，就是政府制定科學實驗方法，而做出有統計意義的認證，而筆者在整理這麼多健康食品認證產品的公開數據後，會發現健康食品沒有辦法在短時間內造成身體指數的快速變化，甚至是中長時間服用也不一定會有變化，畢竟它仍然是個食品、不是藥物。因此，如果各位是用疾病狀態，來期待健康食品達到藥物的效果，那你就會認為科學統計沒有效用，或是沒有達到個人預期的效果。

　　另外，很多的朋友會問筆者，他的朋友推薦他吃某種保健食品，會有特別的效果。但，筆者大部分看到的產品多是沒有健康食品認證，對於添加物或是指標性成分也不夠清楚，所以有可能它的特別效果是來自於添加的西藥或其他有藥效的成分。也有些朋友推薦的保健食品只是少數人覺得有效，那麼這就無法證明它在科學統計和實驗上是有效的。因此，以客觀考量或比較保守的看法下，建議大家還是選用有國家健康食品認證的產品，除非你現在用的產品保證沒有摻入西

藥或其他有疑慮的成分，畢竟健康食品幾乎是天天吃且長期吃，這才是筆者擔心的地方。

　　其實，有時候藥物的副作用沒有我們想像的高，因為你知道是在吃藥，就會特別在意，但是你想到吃的是保健食品和健康食品，就可能覺得一定沒問題，所以吃的時間長、量很多，那麼有一些疑慮成分累積的問題，造成的影響會比你吃藥還嚴重。

3-6

為什麼筆者說甚至可以不用多花錢？

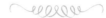

　　所謂的不多花錢其實是後續效應，原因是很多的健康食品都是錠劑、膠囊、小包裝或小罐飲品，很多的朋友會覺得好像在吃藥，一顆一粒的；不過，筆者在分析這些健康食品發現，有些健康食品和我們吃的餐食蠻接近的，甚至可以取代部分餐食，這樣的優點是你不會覺得在吃藥，也因為可以取代部分餐食，所以能融入你的生活中，每天都要吃三餐，就不會忘記吃健康食品。

　　從以上的說明可以得知，有些健康食品是可以取代部分餐食的，也因為取代了部分餐食就可以節省餐食費用，如果這一個健康食品的費用等於早餐的費用，那你只是做個替換而已，這代表你吃這個健康食品並沒有多花錢。

　　如果養成習慣的話，你就可以累積出這個健康食品的效果，因為筆者前面有提到健康食品大概要吃到 8 週以上，才會有統計上的差別，而且這個差別不是像藥物產生的效果差別那麼大，這個大家一定要有所體認。

Part 4

20 件 CP 較高的
健康食品

所有 13 項功效健康食品中，共有 464 件產品通過衛福部認證；其中 12 項筆者推薦共 20 件產品，有的類別競爭激烈，所以會有遺珠之憾沒入選，而其中一項功效筆者沒有推薦，以下筆者會逐一介紹這 20 件產品及筆者的理由。

筆者介紹的 20 件產品中有些是含糖食品的，這可能會造成部分朋友對含糖量的疑慮。在此，筆者做一個比喻，大部分朋友常喝的珍珠奶茶或手搖飲的含糖量，依據衛福部食藥署食品營養成分資料庫，每日添加糖攝取應低於 50 公克，一杯 700CC 的全糖珍珠奶茶，含糖量近 62 公克，一天一杯就超過每日糖攝取上限。一杯全糖珍珠奶茶的總含糖量很高，但是如果你只喝 100cc 的全糖珍珠奶茶就只攝取了 9 公克的含糖量，所以各位朋友要從商品標示去瞭解總攝取量，還有單位攝取量的差異。而筆者每一件推薦的產品都會標示，供大家可參考。

　　筆者推薦的產品除非它是寡佔或特別便宜，不然筆者會希望是可以部分取代讀者的每日餐食，原因是如此才能改變大家的飲食結構，但是膠囊、錠劑類的健康食品最大的優勢，就是含糖量少或不含糖，缺點則是必須額外付出金額購買這樣的健康食品，所以筆者認為還是優先取代每日部分餐食是比較好的決策，除了幾乎不額外花錢外，也可以養成好的飲食結構的習慣。

調節血脂功能

　　首先，筆者談論第一類的健康食品是有調節血脂功能的。調節血脂幾乎是台灣大部分民眾最關心的健康食品功效；因此，市面上非常多的保健品都跟血脂有關。坊間主打此能的健康食品，共 185 支產品，其中「健食字」113 支產品，「健食規字」72 支產品，產品眾多競爭激烈，為紅海市場。**最低每天 3 元**，此類別產品價格分布每月 100 到 9000 元，本次推薦 3 支產品。

　　個人就先不考慮健食規字 72 支產品，因為這 72 支產品均為魚油及紅麴類產品，符合政府添加的劑量申請即可，並沒有額外做安全性及功效性的實驗。而健食字 113 支產品都有安全性及功效性的報告。筆者在 113 支產品中能選到非常平價的產品。個人由健食字 113 支產品中推薦 3 支產品。以下為筆者所推薦的產品及看法；有關產品的圖表都來自衛福部公告的內容。

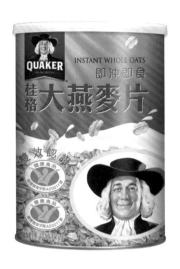

桂格即沖即食大燕麥片

功效	調節血脂功能，不易形成體脂肪功能 / 雙功效
每日攝食量	至少攝取 75 公克
費用	每罐 800 克 NT\$110，**每月 NT\$350**
試驗	人血脂 / 動物體脂

出品廠商	佳格食品股份有限公司
原料成分	原粒燕麥片，香草香料
保健功效相關成分	β- 聚葡萄糖 (β-glucan)
保健功效宣稱：	（一）調節血脂功能：每天一碗桂格燕麥片，配合低飽和脂肪及低膽固醇飲食。
	1. 有助於降低血中總膽固醇。
	2. 有助於降低血中「低密度脂蛋白膽固醇（LDL）」。
	3. 有助於減少發生心血管疾病的危險因子。
	（二）不易形成體脂肪功能，經動物實驗證實：有助於減少體脂肪之形成。
警語	**攝取本產品應取代等量之日常穀類飲食。多食無益。**
	1. 請洽詢醫師或營養師有關食用本產品之意見；均衡的飲食及適當的運動為身體健康的基礎。

注意事項 　2. 本產品供保健用，請依建議攝取量
食用。

◆◇ 個人綜合意見

　　這個產品大概是筆者授課這麼多年來，最多學生跟朋友
知道的產品，可能這個產品廣告打得不錯，幾乎我所認識的
朋友家中廚房都有它的存在，這也是這個產品入選的其中一
項原因：因為它是個大品牌，一般朋友的信賴度或品牌做產
品的規格上，大都是比較嚴謹的。

　　另一項入選的原因是價格平實，每天 75 克大概 12 塊錢
左右，而且安全性又是第一類，功效實驗是人體試驗，加上
雙功效的認證；第二個功效是不易形成體脂肪，也和血脂肪
相關，這個商品取得非常容易，幾乎所有的賣場或商店都有
賣。再來是它可以取代部分餐食，這個產品筆者認為算是食
物，不太能算是食品，它就是燕麥拿去烘乾輾壓成燕麥片，
是一項再製程度低的食品，個人比較青睞。

　　好，一般人會碰到的問題，就是他們不知道一天要吃 75
公克，而且要每天吃、持續地吃，才會有這樣的效果。而另
一個問題是這產品算是食物，竟然會有這種降血脂的功效，

大家會不會覺得很神奇呢？

答案就在筆者之後列出衛福部公告的這產品的資料，這個資料在你購買產品的外包裝標示上面都會有，它說明食用 75 公克的這個產品會有 7.4 公克的膳食纖維，產品內標的保健功效相關成分 β- 葡萄聚醣，也是膳食纖維中的一種。這個纖維並不是額外添加的，而是燕麥片本來就含有的纖維。

從上面的標示，大家會發現即使是這樣很接近天然食物的產品，也會告訴你多食無益，甚至請你諮詢醫師或營養師的意見，另外搭配均衡的飲食跟適量的運動才是健康的基礎，也告訴讀者們，認真地讀完你所購買產品的所有標示，這是基本功。

所以可以理解為一天如果吃 7.4 公克的膳食纖維，和這產品示的功能可能會有對應關係。這項產品大概可以達到 4 個細項功能，一個是降總膽固醇，一個是降低密度脂蛋白的膽固醇（就是大家俗稱壞的膽固醇 LDL），還有降低心血管疾病的風險因子，還有降低體脂肪。

談到這裡，會不會覺得一天不到 12 元，一個月大概 350 元，又可以取代你部分餐食的錢，有這樣的功能非常划算呢？

許可證字號：
衛署健食字第 A00011

營養標示

每一份量 37.5 公克
本包裝含 份（依產品包裝而異）

	每份	每日參考值百分比
熱量	140 大卡	7%
蛋白質	4.9 公克	8%
脂肪	3 公克	5%
飽和脂肪	0.6 公克	3%
反式脂肪	0 公克	*
碳水化合物	25.3 公克	8%
糖	0.5 公克	*
膳食纖維	3.7 公克	15%
鈉	2 毫克	0%
水溶性膳食纖維	1.7 公克	*

保健功效之相關成分含量
每 37.5 公克含 β- 聚葡萄糖（β-glucan）1.5~2.3 公克

得意的一天五珍寶
健康調合油

功效	調節血脂功能
每日攝食量	建議每日油脂類的攝取份量為 15 ～ 35 公克，約 3 ～ 7 茶匙
費用	每罐 2 公升，NT$170，**每月 100 元內**
試驗	動物 / **第一類**
出品廠商	佳格食品股份有限公司
原料成分	芥花油、頂級橄欖油、葵花油、葡萄籽油、玉米油
保健功效相關成分	油酸
保健功效宣稱	經動物實驗證實：有助於降低血清中的總膽固醇。

警語	1. 三少（少鹽、少糖、少油）的飲食原則，有助身體健康。
	2. **本品為一般食用油，係供調理使用；非為膳食補充品，不宜直接食用。**
	3. 請依使用方式及建議攝取量調理，多食無益。
注意事項	1. 請洽詢醫師或營養師有關於食用本產品之意見；均衡的飲食及適當的運動為身體健康的基礎。
	2. 本產品供保健用，請依建議攝取量食用。

◇◇ 個人綜合意見

　　這個產品是推薦給幾乎每天在家煮飯的族群，因為它可以取代你部分的食用油，非常便宜，一個月花不到 100 元；是調理使用不可以直接食用。這個產品的優點就是可以融入每天的餐食當中，所以如果你養成自己做飯的習慣，就不會覺得要額外注意健康食品的攝食。

　　沒錯這個產品很多朋友都很難置信，既然有食用油可以取得健康食品功效認證，本次推薦 20 支產品除了這一支是食

用油之外，還有另外一支食用油，各位朋友可以參酌選購，我個人認為這對於有在自己做飯的朋友，這兩支產品都非常的推薦，因為很多的媽媽去了大賣場買油，會陷入選擇焦慮症，通常一面牆通通都是油，不知道買哪一支，現在這兩支讓你選而且有國家保證的健康功效。

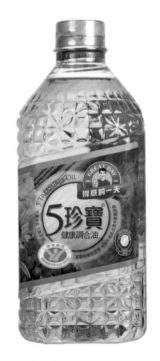

得意的一天五珍寶健康調合油

許可證字號：
衛署健食字第 A00155 號

營養標示

每一份量 35 公克
本包裝含 份（依產品容量而異）

	每份	每 100 毫升
熱量	315 大卡	828 大卡
蛋白質	0 公克	0 公克
脂肪	35 公克	92 公克
飽和脂肪	3 公克	7 公克
反式脂肪	0 公克	0 公克
碳水化合物	0 公克	0 公克
糖	0 公克	0 公克
鈉	0 毫克	0 毫克
單元不飽和脂肪酸	21 公克	55 公克
多元不飽和脂肪酸	11 公克	30 公克

保健功效之相關成分含量
品管指標成分
每一份量 35 公克：含油酸 17.5 公克以上

高鈣鮮豆漿

功效	**調節血脂功能、骨質保健功能 / 雙功效**
每日攝食量	每日 400 毫升
費用	每瓶 400 毫升 NT$17，**每月 NT$510**
試驗	動物 / **第一類**
出品廠商	光泉牧場股份有限公司。
原料成分	水、非基因改造黃豆、蔗糖、複方碳酸鈣（碳酸鈣、糊精、阿拉伯膠）、檸檬酸。
保健功效相關成分	黃豆蛋白、鈣
保健功效宣稱	（一）調節血脂，經動物實驗結果證實： 1. 有助於降低血中總膽固醇； 2. 有助於降低血中低密度脂蛋白膽固醇；

3. 有助於降低血中三酸甘油酯。

（二）骨質保健，經動物實驗結果證實： 攝取本產品可能有助於延緩骨質 流失。

警語

1. 痛風、糖尿病、易有腎結石病患及 腎臟病患，請洽詢醫師、藥師或營 養師有關食用本品之意見。

2. 本產品含大豆，對其過敏者不宜飲 用。

注意事項

1. 均衡的飲食及適當的運動為身體健 康的基礎。

2. 本品不宜與藥物合併使用，飲用本 品前，請注意會與高鈣產生藥物交 互作用的藥物，請洽詢醫師、藥師 或營養師有關食用本品之意見。

3. 本產品供保健用，請依建議攝取量 食用。

◈ 個人綜合意見

這個產品算是高 CP 值，因為每個月約 500 元，但是有雙功效，而且這個產品安全性是第一類，品牌也是大品牌，通路容易取得，加上又可以取代部分餐食，如：早餐、下午茶點心，都算是不錯的選項。骨質保健的功效來自產品中豆漿原本有的黃豆蛋白，以及額外添加碳酸鈣成分。

每天 400 毫升含 11.2 公克的糖，這個數字很重要！如果有血糖疑慮的朋友或對於糖的總攝取量有限制的朋友，這個數字請務必參考。

雖然此產品含糖有 11.2 公克，但是跟一杯 700 毫升的全糖珍珠奶茶（含糖量近 62 公克）比起來，我覺得大家可以不用那麼擔心，如果你沒有血糖的疑慮，我個人是對這個產品非常的推薦。

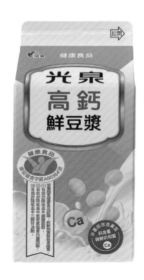

光泉高鈣鮮豆漿

許可證字號：
衛部健食字第 A00364 號

（一）400 毫升／瓶，TR 紙盒裝。

營養標示

每一份量 400 毫升

本包裝含 1 份

	每份	每 100 毫升
熱量	181.2 大卡	45.3 大卡
蛋白質	13.6 公克	3.4 公克
脂肪	6.8 公克	1.7 公克
飽和脂肪	1.6 公克	0.4 公克
反式脂肪	0 公克	0 公克
膽固醇	0 毫克	0 毫克
碳水化合物	16.4 公克	4.1 公克
糖	11.2 公克	2.8 公克
鈉	52 毫克	13 毫克
鈣	520 毫克	130 毫克

本產品鈣含量為 287 毫克/100 大卡

保健功效成分含量 每 100 毫升

調節血脂：黃豆蛋白 2.7~4.1 公克

調節血脂、骨質保健：鈣 104~156 毫克

不易形成體脂肪功能

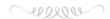

　　這類產品共 27 支產品，因為已有很低價格的產品出現，所以為紅海市場，**最低每天 5 元**，此類別產品價格分布每月 140 到 6000 元，本次推薦 3 支產品。

　　這類產品在國內算是熱門產品，從功能名稱不易形成體脂肪就可以理解，目標為想要減體脂，或是減肥的族群，周邊的朋友甚至連我都不敢保證自己的體脂肪夠低，就可以知道這類功能產品的熱門程度。

　　第一次知道這功能的朋友都滿驚訝健康食品竟有這樣的一個功能，即使他們瞭解這樣的功效但是都會存疑的態度，覺得要達成不易形成體脂肪是不是要去看減肥門診或是吃藥物，其實不用這類功能的健康食品最低每天只要五元，甚至可以取代部分的餐食跟飲料非常划算。

桂格即沖即食大燕麥片

功效	**調節血脂功能，不易形成體脂肪功能 /** **雙功效**
每日攝食量	每日至少攝取 75 公克
費用	每日 75 公克，每罐 800 公克 NT$109，**每月 NT$350**
試驗	人血脂、動物體脂 / 第一類
出品廠商	佳格食品股份有限公司

　　這個產品在前面調整血脂講過，就先略過不提。

　　講到這裡大家應該可以感覺出一個結論，燕麥有含纖維竟然可以調整血脂，還可以降低體脂肪，也由於這個產品很單純，就單純的燕麥，所以更可以推論出纖維對於調節血脂還有不易形成體脂肪功效的貢獻，在我們接下來的諸多產品也會驗證這個現象。

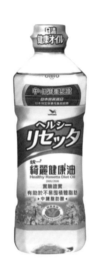

統一綺麗健康油

功效	**不易形成體脂肪功能**
每日攝食量	每日取代一般烹調用油一湯匙（約 14 公克）
費用	每日 14 公克，每瓶 652 毫升，NT$199，**每月 NT$140**

試驗	人體 / 第一類
出品廠商	The Nisshin Oillio Group， Ltd。Yokohama Isogo Complex/ 統一企業股份有限公司
原料成分	精製食用油：芥花油與中鏈食用油（精煉自棕櫚仁油與椰子油）之酵素轉化油、脂肪酸聚合甘油酯、抗氧化劑（混合濃縮生育醇）
保健功效相關成分	中鏈脂肪酸
警語	1. 三少（少鹽、少糖、少油）的飲食原則，有助身體健康。 2. 本品為一般食用油，係供調理使用，非為膳食補充品，不宜直接食用。 3. 請依使用方式及建議攝取量調理，多食無益。 4. 即使大量攝取也無法治療疾病，恢復健康。 5. 在嚴謹的營養均衡與熱量控制，以及適當的運動條件下，適量攝取本產品有助於不易形成體脂肪。

注意事項	1. 低溫時可能導致產生白色混濁狀，此現象於常溫中便可恢復。 2. 勿將熱油倒入塑膠瓶中。 3. 請洽詢醫師或營養師有關食用本品之意見，均衡的飲食及適當的運動為身體健康之基礎。 4. 本產品供保健用，請依建議攝取量食用。
保健功效宣稱	有助於不易囤積體脂肪

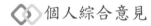 個人綜合意見

　　另一個難以置信的油品來啦！

　　這個產品是大品牌，安全性為第一類而且是人體試驗，日本原裝進口，一個月才 140 元台幣，當然不是拿來當休閒食品，給有在做飯的朋友取代你的食用油。另外，產品標示的一些警語跟注意事項非常重要，一定要注意看清楚。

許可證字號：
衛署健食字第 A00067 號

營養標示

每一份量 10 毫升

本包裝含 65 份

	每份	每日參考值百分比
熱量	83 大卡	4%
蛋白質	0 公克	0%
脂肪	9.2 公克	15%
飽和脂肪	1.6 公克	9%
反式脂肪	0.2 公克	*
碳水化合物	0 公克	0%
糖	0 公克	*
鈉	0 毫克	0%

保健功效之相關成分含量（每 10 毫升）
中鏈脂肪酸 1.04 公克

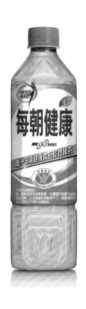

每朝健康綠茶

功效	調節血脂功能、不易形成體脂肪功能、胃腸功能改善 / 三功效
每日攝食量	每日飲用量 650 毫升
費用	每日飲用量 650 毫升，每瓶 NT$35，每月 NT900
試驗	動物血脂，其餘人體 / 第一類

出品廠商	維他露食品股份有限公司
原料成分	水、菊苣纖維、綠茶、維生素Ｃ（抗氧化劑）、綠茶香料、碳酸氫鈉（小蘇打）。
外觀形態	液態飲料，茶湯為明亮黃綠色。
保健功效相關成分	1. 兒茶素（catechins） 2. 菊苣纖維（inulin）
保健功效宣稱：	（一）經動物實驗證實： 1. 有助於降低血中總膽固醇。 2. 有助於降低血中低密度脂蛋白膽固醇。 3. 有助於降低血中三酸甘油酯。 （二）有助於增加腸內益生菌。 （三）在嚴謹的營養均衡與熱量控制，以及適當的運動條件下，適量攝取本產品有助於不易形成體脂肪。

警語	1. 本品含有菊苣纖維，飲用後會促進腸道蠕動，並產生脹氣及排氣等現象，若有不適者，請停止飲用。
	2. 高血壓及心臟病患者不宜飲用。

◇◇ 個人綜合意見

這個產品非常有名，是健康食品的代表作之一。當年推出時，曾創下瓶裝茶飲最高單價的紀錄，這個產品在通路上非常容易買得到，廠商也願意做健康食品認證的實驗達到三項功效，個人十分佩服。在大賣場這個產品通常每個月不到900元，就可以吃到三項功效。

各位可以注意到一點，這個茶飲料額外加了一種保健功效的成分，就是菊苣纖維。每日飲用量650毫升，就包含14.3公克的纖維，因為茶飲料本身膳食纖維含量不豐，所以這個成分是額外添加的。從這個產品我們就可以瞭解到，纖維可能的功效除了降血脂、膽固醇，不易形成體脂肪外，還會有助於增加腸胃益生菌，因為纖維可以幫助維持腸道的環境，對於腸胃道益生菌的生長會有幫助。

許可證字號：
衛署健食字第 A00061 號

營養標示

每一份量 70 毫升

本包裝含 5 份

	每份	每100毫升
熱量	4.2 大卡	6 大卡
蛋白質	0 公克	0 公克
脂肪	0 公克	0 公克
飽和脂肪	0 公克	0 公克
反式脂肪	0 公克	0 公克
碳水化合物	1.7 公克	2.4 公克
糖	0 公克	0 公克
膳食纖維	1.5 公克	2.2 公克
鈉	9 毫克	13 毫克

保健功效之相關成分含量（每100毫升）
兒茶素 61.6～92.4 毫克
菊苣纖維 1.8～2.5 公克

胃腸功能改善

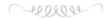

　　共 87 支產品,紅海市場,**最低每天只要 6 元**,此類別產品價格分布每月 180 到 9000 元,本次推薦 3 支產品。

　　這類產品在國內也算是大宗,需求量十分地高,因為國人大部分都有所謂的腸胃道的問題,不論是便祕、腹脹,或是消化不良等等,尤其便祕的情況是最嚴重的,所以很多的消費者都會購買胃腸功能改善功效的健康食品。這類產品也是我個人推薦必吃的產品,尤其是益生菌在這個功效類別非常的多。

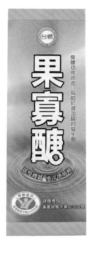
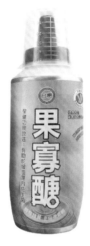

衛署健食字
第 A00098 號

台糖果寡醣

功效	胃腸功能改善
每日攝食量	每日食用 12.5 公克（約 10 毫升）
費用	每日 12.5 公克，每罐 400 公克 NT$195，**每月 NT$183**
試驗	動物 / 第一類
出品廠商	台灣糖業股份有限公司生物科技事業部

原料成分	果寡糖糖漿（含果寡糖 41%）
保健功效相關成分	**果寡醣**（1-kestose ＋ Nystose 計）
保健功效宣稱	有助於**增加腸道益生菌**
警語	1. **腸躁症及糖尿病患者食用前請先洽詢醫師或營養師；** 2. **多食無益。**
注意事項	1. 體內環保從腸道開始，本產品為日常保健，請遵照建議食用量使用。 2. 請洽詢醫師或營養師有關食用本品之意見。 3. 均衡的飲食及適當的運動為身體健康之基礎。 4. 糖尿病患者請酌量使用。

◇◈ 個人綜合意見

　　這項產品很多人都不知道，算是老品牌且是大品牌，算蠻容易買得到，每個月只要 183 元建議取代每天會用到的糖，比如說泡咖啡或抹麵包。

　　而且，從上面的資料就可以知道，**果寡糖對於益生菌是**

有益處的，因為益生菌喜歡果寡糖，若益生菌長得好就會壓抑其他壞菌的生長，這樣腸道就比較健康。這個產品欲達保健功效，每天食用 12.5 公克**含 4.5 公克的糖。**

　　很多朋友在吃腸胃改善的健康食品都喜歡買舶來品，其實台灣這一個本土大品牌被認為是老人家在吃的品牌竟然有這麼划算的產品，所以如果你是愛吃甜食的朋友這個產品可以取代你日常使用的糖。每天才差不多 6 元超級划算又有健康功效。當然我的建議是要搭配益生菌的攝取，因為果寡糖是給益生菌一個好的環境，所以你還是要攝取益生菌。

許可證字號：
第 A00098 號

營養標示

每一份量 12.5 公克

本包裝含 32 份

	每份	每 100 公克
熱量	42.8 大卡	342.4 大卡
蛋白質	0 公克	0 公克
脂肪	0 公克	0 公克
飽和脂肪	0 公克	0 公克
反式脂肪	0 公克	0 公克
碳水化合物	10.7 公克	85.6 公克
糖	4.5 公克	36 公克
鈉	1 毫克	8 毫克

保健功效之相關成分含量

果寡醣（以 1-kestose+Nystose 計）：41±5%（w/w）

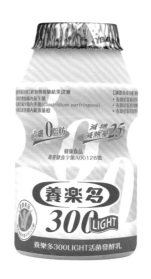

養樂多 300light
活菌發酵乳

功效	輔助調整過敏體質功能、免疫調節功能、胃腸功能改善 / 三功效
每日攝食量	欲達保健功效，請每天飲用一瓶（100毫升）
費用	每日 1 瓶，每 10 瓶 NT$85，**每月 NT$300**
試驗	動物 / 第一類
出品廠商	養樂多股份有限公司

原料成分	水、砂糖液糖、脫脂乳粉、聚糊精、果糖液糖、香料、養樂多代田菌（L. casei Shirota）、乳酸鈣、維生素 E（甘油、濃縮 d-α- 生育醇、聚山梨醇酯八十、酵素化卵磷脂）、維生素 C、蔗糖素（甜味劑）、維生素 D（辛烯基丁二酸鈉澱粉、蔗糖、抗壞血酸鈉、中鏈三酸甘油酯、二氧化矽、生育醇、膽鈣化醇）
外觀型態及包裝	A. 外觀形態：淡黃褐色液體。 B. 包裝：100 毫升之 PS 塑膠瓶包裝。
保健功效相關成分	養樂多代田菌（L. casei Shirota）**300 億個以上**
保健功效宣稱	經動物試驗結果： 1. 有助於促進自然殺手細胞活性。 2. 有助於促進吞噬細胞活性。 3. 有助於促進血清中 IgA、IgM 抗體之生成。 經動物試驗結果： 1. 有助於增加腸內益生菌。 2. 有助於減少腸內害菌。 3. 有助於改善腸內細菌菌相。

	經動物試驗結果：
	1. 有助於減緩過敏原誘發之呼吸道阻力增加的現象。
	2. 有助於減緩過敏原誘發之促發炎細胞激素 IL-6 的含量。
	3. 有助於減緩過敏原誘發之 IgE 抗體的生成。
警語	有免疫力低下或自體免疫相關疾病者，食用前請洽詢醫師。
注意事項	1. 均衡的飲食及適當的運動為身體健康的基礎。
	2. 本產品添加砂糖，請注意熱量攝取。

◇◇ 個人綜合意見

　　這個產品也是大品牌、老產品，非常平價每月不到 300 元，就可以吃到三種功效，CP 值非常高，而且如果細看，它功效下面還有細項功效，總共有 9 樣之多，筆者認為算是誠意十足的產品。另外，這個產品每日 100 cc 就含有 300 億以上的益生菌，如果你去看其他產品要 300 億以上的益生菌，價格通常都不只這樣，而這個產品還有三項國家健康食品認證功效，所以很值得推薦。另外，如果你看這產品成分的話，

每天 100cc 還額外添加了 3.3 公克的膳食纖維（聚糊精是一種纖維），所以筆者認為這個產品 CP 值太高了。

　　但要額外注意的是本產品有加代糖。此外，如果你注意到每天攝取 100cc 的糖含量為 10 公克，比很多的飲料的糖都還低，比如筆者之前提到的那個高鈣豆漿每日的糖含量就 11.2 公克。

許可證字號：
衛署健食字第 A00128 號

營養標示

每一份量 100 毫升

本包裝含 1 份

	每份	每 100 毫升
熱量	52 大卡	52 大卡
蛋白質	1.3 公克	1.3 公克
脂肪	0 公克	0 公克
飽和脂肪	0 公克	0 公克
反式脂肪	0 公克	0 公克
碳水化合物	14.5 公克	14.5 公克
糖	10.0 公克	10.0 公克
膳食纖維	3.3 公克	3.3 公克
鈉	17 毫克	17 毫克
鈣	60 毫克	60 毫克
維生素 C	28 毫克	28 毫克
維生素 D	0.9 微克	0.9 微克
維生素 E	3.4 毫克 α-TE	3.4 毫克 α-TE

保健功效相關成分含量

每瓶（100 毫升）含養樂多代田菌（L.casei Shirota）300 億以上

養樂多 300 活菌發酵乳

功效	**胃腸功能改善**
每日攝食量	每日 100 毫升 / 每日 1 瓶
費用	每 10 瓶 NT$100，**每月 NT$300**
試驗	**人體試驗 / 第一類**
出品廠商	養樂多股份有限公司
原料成分	水、砂糖液糖、果糖液糖、生乳、脫脂乳粉、聚糊精、維生素 E、養樂多代田菌（Lactobacilus Cuset Shirota）、乳酸鈣、香料、維生素 C、蔗糖素（人工甘味料）、維生素 D
保健功效相關成分	Lactobacillus casei Shirota
保健功效宣稱	1. 有助於增加腸內益生菌。 2. 有助於減少腸內害菌（Clostridium perfringens）。 3. 有助於改善腸內細菌菌相。

注意事項

1. 請洽詢醫師或營養師有關飲用本品之意見。
2. 均衡的飲食及適當的運動為身體健康的基礎。
3. 本產品添加砂糖，請注意熱量攝取。
4. 本產品供保健用，請依建議攝取量食用。

◇〉 個人綜合意見

　　這個產品筆者認為是養樂多 300light 活菌發酵乳的姐妹品。300light 就是將這個產品的糖含量降低，代糖量多一點，所以熱量比較低，其餘的成分都差不多，也有每 100 cc 額外添加 3.3 公克膳食纖維，而益生菌的含量都是一樣 300 億的，仔細看成分還是有加了一些代糖（人工甘味劑）。只是此項產品要注意的是糖含量較高，但是個人覺得才 100cc 是還好，因為很多你可能喝的 300cc 或是 500cc 飲料，含糖量就已經大於它 100cc 的含糖量。**此產品 100cc 的含糖量 16.3 公克比 300light 的 10 公克多。**

　　下面產品另外一個特點，是它的功效試驗是人體試驗，而上面推薦的 300light 的功效試驗 3 項都是動物實驗。

從以上筆者比較 300light 跟 300 之間的差異，大家就可以體驗到一件事情：在台灣健康食品的規範是很嚴格的；兩個幾乎一樣的產品只是糖分的差異，就必須要重複再做一次實驗，去證明他產品的功效，這對於消費者的保障會比較高，廠商不敢貿然擅自更改產品的成分比例。

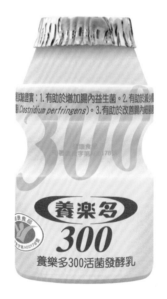

養樂多 300 活菌發酵乳

許可證字號：
衛署健食字第 A00178 號

營養標示

每一份量 100 毫升

本產品含一份

	每份	每 100 毫升
熱量	72 大卡	72 大卡
蛋白質	1.2 公克	1.2 公克
脂肪	0.0 公克	0.0 公克
飽和脂肪	0.0 公克	0.0 公克
反式脂肪	0.0 公克	0.0 公克
碳水化合物	19.6 公克	19.6 公克
糖	16.3 公克	16.3 公克
膳食纖維	3.3 公克	3.3 公克
鈉	17 毫克	17 毫克
鈣	60 毫克	60 毫克
維生素 C	24 毫克	24 毫克
維生素 D	1.0 微克	1.0 微克
維生素 E	3.8 毫克 α TE	3.8 毫克 α TE

保健功效成分含量：

保健功效相關成分含量：每瓶 100 毫升含養樂多代田菌 L.casei Shirota 300 億個以上

4-4

護肝功能

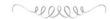

　　共 58 支產品,紅海市場,**最低每天 20 元**,此類別產品價格分布每月 635 到 15000 元,本次推薦 2 支產品。

　　這類產品從早期到現在,朋友或者是學生幾乎都會問的,台灣真的是很愛保肝,從各種電視廣告、電台廣告,或是朋友間口耳相傳,就可以理解這一類的產品,連便利商店、檳榔攤都會賣,但是很多朋友不知其實每天用非常便宜的銅板價,就可以得到國家保證的護肝功效。

衛署健食字
第 A00213 號

味丹心茶道健康青草茶

功效	**護肝功能**
每日攝食量	欲達保健功效，每日攝取量 500 毫升
費用	每日 1 瓶，每瓶 NT$20 ～ 25，**每月 $600 ～ 750**
試驗	動物 / 第二類
出品廠商	味丹企業股份有限公司
原料成分	水、蔗糖、青草茶葉（陳 [橘] 皮、白鶴靈芝、黃花蜜菜、橄欖根、車前草、珠仔草）、薄荷香料（含薄荷抽出物、葡萄糖漿）
保健功效相關成分	品管指標成分：總多酚、橘皮苷
保健功效宣稱	根據動物試驗結果顯示，對四氯化碳誘發之大鼠肝臟損傷，有助於降低血清 AST（GOT）和 ALT（GPT）值。

注意事項	1. 正值懷孕、授乳或服用藥物者,請洽詢醫師或營養師有關食用本產品的意見;均 衡的飲食及適當的運動為身體健康之基礎。
	2. AST(GOT)、ALT(GPT)值持續異常升高可能是肝病變所引起應立即就醫。
	3. 依建議攝取量 500 毫升所含精緻糖 22.3 克,請注意熱量攝取。
	4. 本產品供保健用,請依建議攝取量食用。
	5. 多食無益。

◆◇ 個人綜合意見

　　這個產品筆者要特別推薦的原因是,很多朋友都覺得保肝一定要吃什麼膠囊、什麼藥物,或是特殊萃取物,殊不知古早的青草茶其實就有這樣的功能。而這類護肝產品功效性國家規定要做動物實驗,安全性是第二類,每個月吃起來大概 600 多元左右,而且可以取代飲料,你如果會喝飲料的話,每天 500cc,你可以試著把你每天的飲料換成這項產品。品牌也是大品牌,通路很好買,內容物成分就是各類的青草,

然後加一些蔗糖，筆者喝起來覺得不會特別甜。

　　這裡要注意的就是含糖量，政府參考世界衛生組織（WHO）建議，精緻糖熱量不可超過每日總熱量攝取的 10% 為限（即 200 大卡），換算糖量即不可超過 50 公克，因此規範健康食品產品外加精緻糖量，不得超過 25 公克（每日糖量上限 1/2）；另高於 17 公克（每日糖量上限 1/3）者應加註注意熱量攝取之提醒。但是青草茶 500 毫升有 22 克的糖，你喝起來不會覺得很甜，前面介紹的養樂多 300light 100 毫升有 10 克的糖（500 毫升則含 50 克的糖），消費者會覺得很甜，你就可以思考看看，平常如果在外面賣的現調飲料一杯，大概就是 500 毫升，那個糖應該超過 22 公克了。

**　　此外，上面的功效成分可以理解多酚類的抗氧化物質對護肝的功能應該是有幫助**

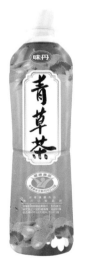

味丹心茶道健康青草茶

許可證字號：
衛部健食字第 A00213 號

營養標示

每一份量 280 毫升

本包裝含 2 份

	每份	每 100 毫升
熱量	54 大卡	19 大卡
蛋白質	0.0 公克	0.0 公克
脂肪	0.0 公克	0.0 公克
飽和脂肪	0.0 公克	0.0 公克
反式脂肪	0.0 公克	0.0 公克
碳水化合物	13.4 公克	4.8 公克
糖	12.3 公克	4.4 公克
鈉	42 毫克	15 毫克

保健功效成分以總多酚及橘皮苷為品管指標成分
總多酚（total polyphenols）12.7~19.2 毫克 /100 毫升
橘皮苷（hesperidin）2.8~4.2 毫克 /100 毫升

20件ＣＰ較高的健康食品

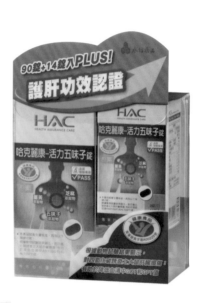

活力五味子錠

功效	護肝功能
每日攝食量	每日 1 次、每次 2 錠
費用	每日 2 錠，每盒 90+14 錠 NT$1100，**每月 NT$635**
試驗	動物 / 第二類
出品廠商	永信藥品工業股份有限公司

原料成分	微晶纖維素（Microcrystalline Cellulose）、乳糖（Lactose）、芝麻萃取物（Sesame Extract）、五味子萃取物（Fructus Schisandrae Extract）、羥丙基甲基纖維素（Hydroxypropyl Methylcellulose）、維生素 B 6（Pyridoxine Hydrochloride）、羧甲澱粉鈉（Sodium Starch Glycolate）、硬脂酸鎂（Magnesium Stearate）、二氧化矽（Silicon Dioxide）、薑黃萃取物（Turmeric Extract）、維生素 E（DL-α-tocopherol acetate）、氧化鐵（Iron Oxides）、食用黃色四號鋁麗基（Tartrazine Aluminum Lake）、二氧化鈦（Titanium Dioxide）、純水、酒精、食用紅色六號（New Coccin）
外觀形態	紅褐色長橢圓錠
保健功效相關成分	芝麻素；五味子素 B
保健功效宣稱	根據動物試驗結果顯示，對四氯化碳誘發之大鼠肝臟損傷：有助於降低血清中 AST（GOT）和 ALT（GPT）值

警語	1. AST（GOT）、ALT（GPT）值持續異常升高可能是肝藏疾病變所引起，應立即就醫。
	2. 如過敏體質、孕婦、手術前、傷口癒合前，請洽詢醫師或營養師有關食用本品之意見。
注意事項	均衡的飲食及適當的運動為身體健康之基礎。

◇◇ 個人綜合意見

　　這個產品也是藥廠來做護肝的，也算是大品牌，不貴每個月才 600 多塊錢，是錠劑，安全性也是第二類。此外，從**以上的成分可以推論芝麻素跟五味子素這類抗氧化的成分，對於保護肝臟具有效果。**

　　這個產品跟坊間也是錠劑的護肝產品比起來，價格真是非常地划算，而且是國內知名藥廠所出產的，所以習慣服用錠劑護肝的朋友可以考慮這個產品。

許可證字號：
衛署健食字第 A00223 號

營養標示

哈克麗康 -CPTI 活力五味子錠（HAC-Hepa Care Tablets）

14 顆 / 瓶，內 PETG 塑膠瓶，外紙盒裝

營養標示

每一份量 2 錠

本包裝含 7 份

	每份	每日參考值百分比
維生素 B6	16.5 毫克	1029%
維生素 E	3.36 毫克 α-TE（5IU）	26%

保健功效之相關成分含量
芝麻素 5.10~6.90 毫克 / 錠
五味子素 B0.20~0.29 毫克 / 錠

4-5

調節血糖功能

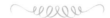

　　共 23 支產品，紅海市場，**最低每天只要 14 元**，此類別產品價格分布每月 412 到 5000 元，本次推薦 1 支產品。

　　這類功能訴求的產品，在國內的通路也算是非常熱門的，但是大家不說不知健康食品功效裡面，就有非常划算的產品可以選擇，雖然目前這個功效類別只有 23 支產品，但是已經有非常低價的產品出現，所以是紅海市場。

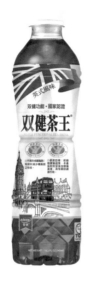

双健茶王

功效	**調節血糖功能、不易形成體脂肪功能**
每日攝食量	**雙功效劑量不同** / 血糖 350 毫升，體脂 1180 毫升
費用	**每月 412 元血糖**，1400 元不易形成體脂肪

試驗	血糖鼠、體脂人 / 第一類
出品廠商	愛之味股份有限公司 / 台灣第一生化科技股份有限公司
原料成分	水、難消化性麥芽糊精、茶葉、抗氧化劑（異抗壞血酸鈉）、天然香料、碳酸氫鈉（小蘇打）
保健功效相關成分	難消化性麥芽糊精（膳食纖維）
保健功效宣稱	調節血糖功能認證：經動物實驗證實，本產品對於禁食血糖偏高者，具有輔助調節作用。 不易形成體脂肪功能認證：有助於減少體脂肪之形成。
警語	1. 本產品非屬治療及矯正疾病用藥品，糖尿病患者仍需就醫治療。 2. 本產品不具第一型糖尿病患者之血糖調節作用。
注意事項	請洽詢醫師或營養師有關食用本品之意見； 均衡的飲食及適當的運動為身體健康之基礎。 本產品供保健用，請依建議攝取量食用。

◆◇ 個人綜合意見

這項產品蠻特別的。大家一般都覺得降血糖一定要吃膠囊或錠劑等藥物型態的物品，但這個產品是一瓶飲料，而且它是大廠牌，可以取代消費者的部分飲品。因為它是**調節血糖的產品**，所以不含糖，**每個月只要 400 元出頭**，因此筆者覺得 CP 值很高；此外，它也有雙功效，**不過，要達到不易形成體脂肪的健康食品功效，就需要消費者多喝兩瓶了。**安全性是第一類，調節血糖是做動物實驗，不易形成體脂肪是做人體試驗。

大家應該會覺得很奇怪：這項產品為什麼可以降血糖呢？只是茶為什麼呢？答案很簡單，因為額外它添加了膳食纖維（難消化性麥芽糊精）。每天 350 cc 含 5.2 公克膳食纖維對應到調節血糖功能，對於不易形成體脂肪也會有功效。

營養標示

每一份量 270 毫升

本包裝含 2 份

	每份	每 100 毫升
熱量	11.6 大卡	4.2 大卡
蛋白質	0.0 公克	0.0 公克
脂肪	0.0 公克	0.0 公克
飽和脂肪	0.0 公克	0.0 公克
反式脂肪	0.0 公克	0.0 公克
碳水化合物	4.9 公克	1.8 公克
糖	0.0 公克	0.0 公克
膳食纖維	4.0 公克	1.5 公克
鈉	38 毫克	14 毫克

保健功效之相關成分含量

難消化性麥芽糊精 1.35~1.65 公克 /100 毫升
（水溶性膳食纖維）

輔助調整過敏體質功能

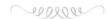

　　共 22 支產品，紅海市場，**最低每天只要 10 元**，此類別產品價格分布每月 300 到 10000 元，本次推薦 1 支產品。

　　這類產品算是這幾年比較熱門的功能，非常多的產品主打調節過敏體質，尤其是爸爸媽媽會買給小孩子吃，也更因為如此，建議大家選購有健康食品認證的產品，對於小孩也比較有保障，因為有很多的健康食品可能會限制使用者的年齡，所以大家更應該要注意這類產品的注意事項及警語。

養樂多 300light
活菌發酵乳

功效	輔助調整過敏體質功能、免疫調節功能、胃腸功能改善 / 三功效
每日攝食量	欲達保健功效，請每天飲用一瓶（100毫升）
費用	每日 1 瓶，10 瓶 NT$85，**每月 NT$300**
試驗	動物 / 第一類
出品廠商	養樂多股份有限公司

◆◇ 個人綜合意見

　　筆者推薦的這個產品蠻特別的，在前面的胃腸功能改善有提到，這個產品的成分是有纖維跟益生菌，纖維可營造良好的環境幫助益生菌生存，而且本產品又有益生菌，所以腸道好菌就會比較多，壞菌就會被抑制，而腸道又是身體裡很多淋巴存在的器官，**近幾年的研究也發現腸道的菌相如果比較好，免疫力跟過敏調解的能力會比較好。**

近年來由於環境汙染、生活習慣等等因素，使得過敏性氣喘、異位性皮膚炎、異位性濕疹等等的過敏性疾病日益增加。乳酸菌已被證實是腸內的有益細菌，可以清除有害菌、使免疫機能可以調節。相關動物研究顯示，乳酸桿菌可刺激 IFN-γ 及 IL-12 分泌，降低血清中抗原特異性 IgE 抗體、總 IgE 抗體、IL-4、IL-5 的分泌，進而抑制 Th2 免疫反應。

而相關人體研究顯示，攝取乳酸桿菌可預防嬰兒出現早期過敏性疾病，並改善 IgE 值較高嬰兒的異位性濕疹及異位性皮膚炎的症狀，且能改善成人花粉症症狀，增加人體血清 IL-10 的分泌，加強抗發炎反應。

根據國外多項研究結果顯示，養樂多代田菌（Lactobacillus casei Shirota）可抑制血漿 IgE 和 IgG1 反應及抑制全身性過敏反應、調節過敏原引起的過敏性鼻炎免疫反應、減緩過敏症老鼠 Th2 免疫反應及肺發炎症狀、減緩樺樹花粉季節過敏性鼻炎症狀、降低小鼠分泌免疫球蛋 E、增強大鼠抗原特異性 DTH 及 IgG2b 反應等。

由以上的結論可以得知，對於腸胃道機能有益的益生菌，膳食纖維，果寡糖等也會對人體的免疫力還有過敏調解有幫助。 這個產品要注意的是每天 100 毫升含 10 克的糖。

(* 資料來源：行政院衛福部官方網頁)

免疫調節功能

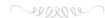

　　共 57 支產品，紅海市場，**最低每天只要 10 元**，此類別產品價格分布每月 300 到 10000 元，本次推薦 2 支產品。

　　這類產品尤其在今年，非常受矚目，因為是調節免疫機能，在新冠疫情的推波助瀾下，非常多的產品賣的非常好，這個類別的產品由於已出現非常低價的產品了，所以算是紅海市場，大家可以好好的考慮一下我推薦的這兩個產品。

養樂多 300light
活菌發酵乳

功效	**輔助調整過敏體質功能、免疫調節功能、胃腸功能改善 / 三功效**
每日攝食量	欲達保健功效，請每天飲用一瓶（100 毫升）
費用	每日 1 瓶，10 瓶 NT$85，**每月 NT$300**
試驗	動物 / 第一類
出品廠商	養樂多股份有限公司
注意事項	**要注意的是每天 100 毫升含 10 公克的糖**

　　這個產品我覺得 CP 值太高了，所以它只要有得到功效的類別，一定會推薦它，不過有很多的朋友覺得這個是好像是小孩子在喝的食品，不認為它是健康食品，但是我還是可以建議各位不妨嘗試看看，因為它的價格非常便宜，但是如果朋友有對於含糖飲料比較不喜歡的，下一個產品我個人也是非常推薦的。

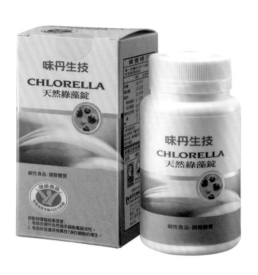

天然綠藻錠

功效	免疫調節功能
每日攝食量	每天 2 次，成人每次 10 錠，每日 20 錠
費用	每罐 600 錠 NT$580，**每月 NT$580 元**
試驗	動物 / 第一類
出品廠商	味丹生物科技股份有限公司

原料成分	綠藻粉、硬脂酸鎂
外觀形態	深綠色錠狀
保健功效相關成分	以葉綠素為品管指標成分
保健功效宣稱	經動物實驗結果證實：

1. 有助於提升自然殺手細胞毒殺活性。
2. 有助於促進非特異性T淋巴細胞的增生。

警語 有過敏體質或自體免疫疾病者，請洽詢醫師意見小心使用。

注意事項
1. 本產品非藥品，供保健用，罹病者仍需就醫。
2. 請依建議攝取量食用，勿過量。
3. 請洽詢醫師或營養師有關食用本產品之意見。
4. 均衡的飲食及適當的運動為身體健康之基礎。

個人綜合意見

　　這個產品是錠劑不能取代部分的餐食，但是它十分平價的，因為大部分的免疫調節，或是調整過敏體質的產品，價格都較高的。而這個產品是一個國內老字號的大品牌公司所生產，成分單純就是綠藻粉。

　　這家集團我也推薦了它另一支保肝的的青草茶飲料，在目前新冠疫情之下，如果有免疫調節機能需求的朋友可以考慮，因為大部分這功效的產品價格都非常地高。

許可證字號：
衛署健食字第 A00196 號

營養標示

60 克 HDPE 瓶塑膠瓶裝

每一份量 2 公克（10 錠）

本包裝含 30 份

	每份	每日參考值百分比
熱量	7.8 大卡	0%
蛋白質	1.3 公克	2%
脂肪	0.2 公克	0%
飽和脂肪	0.1 公克	1%
反式脂肪	0.0 公克	*
碳水化合物	0.2 公克	0%
糖	0.1 公克	*
鈉	2 毫克	0%

* 參考值未訂定

每日參考值：熱量 2000 大卡、蛋白質 60 公克、脂肪 60 公克、飽和脂肪 18 公克、碳水化合物 300 公克、鈉 2000 毫克。

保健功效相關品管指標成分

葉綠素 32 毫克 /2 公克 以上

抗疲勞功能

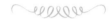

　　共 25 支產品，藍海市場，**最低每天只要 25 元**，此類別產品價格分布每月 750 到 10000 元，本次推薦 3 支產品。

　　這類產品的推薦，個人是有擔心朋友會誤會，如果你已經非常疲勞了，想要靠這類抗疲勞功能的產品，那我建議你還是要適時的休息，因為坊間很多抗疲勞的產品都是添加咖啡因的，算是立即性的產品，而我這裡推薦的是健康食品功效認證的產品，並不是大家想像中的喝下去，立刻就不會累可以一直開車，或者一直工作的產品。

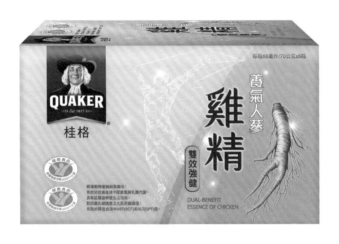

養氣人蔘雞精

功效	**抗疲勞功能、護肝功能**（針對化學性肝損傷）**／雙功效**
每日攝食量	每日攝取量 68 毫升
費用	每日 1 瓶，每瓶 NT$44，**每月 NT$1320**
試驗	鼠／第一類
出品廠商	佳格食品股份有限公司

原料成分	雞精、萃取液（水、西洋蔘、白蔘、蓮子、百合）
保健功效相關成分	抗疲勞功能品管指標成分：總支鏈胺基酸 BCAA「Leucine（白胺酸）、Isoleucine（異白胺酸）、Valine（纈胺酸）」。 護肝功能品管指標成分：總水解丙胺酸（Alanine）、甘胺酸（Glycine）、精胺酸（Arginine）。
保健功效宣稱	1. 抗疲勞功能：根據動物實驗結果顯示，有助於改善血液中尿素氮與乳酸代謝，具有延緩疲勞發生之功效。 2. 護肝功能：根據動物試驗結果，對四氯化碳誘發之大鼠肝臟損傷；有助於降低血清中 AST（GOT）和 ALT（GPT）值。」
警語	支鏈有機酸尿症（例如：楓糖尿症）患者應避免食用。

| 注意事項 | 1. 請洽詢醫師或營養師有關於食用本產品之意見；均衡的飲食及適當的運動為身體健康的基礎。
2. 本產品供保健用，請依建議攝取量食用。
3. 多食無益。 |

◇◇ 個人綜合意見

　　這項產品是大品牌，通路賣場很好買，入選原因是因為有雙功效，而且這兩個功效一般國人都蠻喜歡的，雞精跟抗疲勞有關，人蔘跟護肝有關，所以如果以我們之前護肝最便宜的一個月 600 塊來看，那抗疲勞差不多就是 750 塊左右，那已經就幾乎是單純這類抗疲勞每天最低 25 塊的價格了。

　　從這項產品成分就可以瞭解，蛋白質會分解成較小的胺基酸，這些胺基酸對人體的吸收比較好，而且對於抗疲勞功能是有相對應關係的

許可證字號：
衛署健食字第 A00114 號

營養標示

每一份量 34 毫升

本包裝含份（依產品包裝而異）

	每份	每 100 毫升
熱量	11.2 大卡	32.8 大卡
蛋白質	2.7 公克	7.9 公克
脂肪	0 公克	0 公克
飽和脂肪	0 公克	0 公克
反式脂肪	0 公克	0 公克
膽固醇	0 毫克	0 毫克
碳水化合物	0.1 公克	0.3 公克
糖	0 公克	0 公克
鈉	35 毫克	103 毫克

保健功效之相關成分含量：（每 34 毫升）

雞精（以總支鏈胺基酸「Leucine（白胺酸）、Isoleucine（異白胺酸）、Valine（纈胺酸）」為品管指標成分 ≧ 0.16 公克）（抗疲勞功能認證）『以總水解丙胺酸（Alanine）、甘胺酸（Glycine）、精胺酸（Arginine）為品管指標成分 ≧ 0。55 公克』（護肝功能認證）

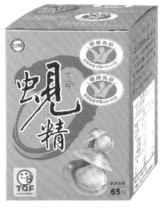
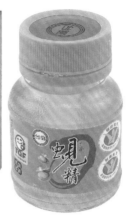

衛署健食字
第 A00165 號

台糖蜆精

功效	**抗疲勞功能、護肝功能**（針對化學性肝損傷）**/ 雙功效**
每日攝食量	每日 1 瓶
費用	每日 1 瓶，**每月 NT$1368**
試驗	鼠 / 第一類

出品廠商	台灣糖業股份有限公司生物科技事業部
原料成分	蜆萃取液、食鹽（碘鹽）、九層塔香粉（乳糖、天然香料、二氧化矽）
保健功效相關成分	肝醣（glycogen）
保健功效宣稱	1. 根據動物試驗結果，對四氯化碳誘發之大鼠肝臟損傷，有助於低血清中 GOT（AST）及 GPT（ALT）值。 2. 經動物實驗結果證實，有助於延緩疲勞發生之功效。
警語	1. GOT、GPT 值持續異常升高可能是肝臟疾病所引起，應立即就醫。 2. 如過敏體質、孕婦、手術期間、傷口癒合前，請洽詢醫師或營養師有關食用本品之意見。
注意事項	1. 本產品供保健用，請依建議攝取量食用。

2. 均衡的飲食及適當的運動為身體健康之基礎。

3. 避免將本產品置於潮濕、高溫，或是烈陽曝曬等場所，長時間高溫環境下儲放，易導致品質劣變或顏色變異。

4. 本品含天然蜆萃取液，如有沉澱及褐色結晶狀請搖勻後飲用。

5. 本產品含有乳糖，不適合其過敏體質者使用。

6. 本產品經嚴格品質管制，如購買後發現瑕疵（因運送、陳列、保存等過程致使產品受損，或失去真空導致變質），請與服務專線聯絡換貨。

◇◇ 個人綜合意見

　　這個品牌也是大品牌，在坊間的各通路大都買得到的，會推薦的主要原因是雙功效，且這類型的產品在國內的大眾認同度很高。不過，你會發現有的蜆精要得到保健功效，可能一天就得飲用好幾瓶，但這項產品一天只要一瓶，所以它每個月的價格，可以壓在 1300 多元，安全性是第一類的。在

筆者的邏輯算法，護肝大概是一個月 600 元的話，這個抗疲勞大概一個月也才 700 元左右。

有以下的成分來看的話，真的蜆精是會對於抗疲勞跟護肝是有效果的。

許可證字號：
衛署健食字第 A00165 號

營養標示

每一份量 62 毫升

本包裝含 1 份（依包裝規格而異）

	每份	每 100 毫升
熱量	4.4 大卡	6.8 大卡
蛋白質	0.3 公克	0.4 公克
脂肪	0 公克	0 公克
飽和脂肪	0 公克	0 公克
反式脂肪	0 公克	0 公克
膽固醇	0 毫克	0 毫克
碳水化合物	0.8 公克	1.3 公克
糖	0 公克	0 公克
鈉	42 毫克	70 毫克
鉀	5 毫克	8 毫克

保健功效之相關成分含量

以肝醣≧ 7.5 毫克／毫升為品管指標成分。

葡萄王黃金康貝特
能量飲料

功效	抗疲勞功能
每日攝食量	每日一瓶
費用	每日一瓶，每瓶 NT$25，**每月 NT$750**
試驗	鼠 / 第一類
出品廠商	葡萄王生技股份有限公司
原料成分	水、蔗糖、牛磺酸、檸檬酸、胺基乙酸、香料（香料、乙醇）、赤藻糖醇（甜味劑）、維生素 C、L- 麩酸鈉、檸檬酸鈉、葡萄蘋果複合萃取物（葡萄、蘋果萃取物）、氯化鈉、L- 精胺酸、肌醇、咖啡因（20mg/100mL 以下）、菸鹼醯胺、玉米糖膠、蔗糖素（甜味劑）、本多酸鈣、L- 脯胺酸、L- 異白胺酸、L- 色胺酸、L- 苯丙胺酸、維生素 B2、維生素 B6、維生素 B1、維生素 B12

保健功效相關成分	105 毫升含有牛磺酸（Taurine）1470 毫克
保健功效宣稱	經動物實驗結果證實： 1. 有助於提高肝醣濃度，並且增加運動耐力。 2. 有助於延緩運動後疲勞發生。
警語	本品含咖啡因，過量容易對身體產生傷害，且勿與酒精、運動飲料混用。
注意事項	1. 飲用前請確認瓶蓋完整，並小心緣刮手。 2. 本產品供保健用，請依建議攝取量食用。 3. 均衡的飲食及適當之運動為身體健康之基礎。 4. 多食無益。

◆◇ 個人綜合意見

　　從此項產品添加的保健成分「牛磺酸」，就可以理解它的樣態是能量飲料。這產品是能量飲料第一支取得抗疲勞，某種程度也澄清了大家都認為這種能量飲料是靠咖啡因或一些提神的成分，而有效用。各位從以下的成分表也會發現，它加了很多在雞精裡會出現的胺基酸成分，也就是說這些成分對於抗疲勞會有效果。然後也加一些維生素 B 群，我們都認為這跟身體機能的維持會有關係。要注意的是每天 150 毫升含 8.3 公克的糖。

　　這項產品是目前這類功效中最低價的，每個月要得到功效的最低價只要 700 多元，但是這類的產品，一般的民眾總覺得好像不能天天喝，因為它是能量飲料，但這個品牌是大品牌，通路也很好找，安全性是第一類的。

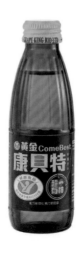

葡萄王黃金康貝特能量飲料

許可證字號：
衛部健食字第 A00309 號

營養標示

每一份量 150 毫升

本包裝含 1 份

	每份	每 100 毫升
熱量	52.2 大卡	34.8 大卡
蛋白質	1.7 公克	1.1 公克
脂肪	0 公克	0 公克
飽和脂肪	0 公克	0 公克
反式脂肪	0 公克	0 公克
碳水化合物	11.4 公克	7.6 公克
糖	10.4 公克	6.9 公克
鈉	29 毫克	19 毫克

4-9

延緩衰老功能

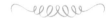

　　共 8 支產品，藍海市場，**每天 50 元**，此類別產品價格分布每月 1500 到 10000 元，本次推薦 2 支產品。延緩衰老這一功能產品目前還算藍海市場，因為目前最低每天仍要 50 元。

　　很多朋友都不知道竟有國家保證延緩衰老功能的健康食品，貴婦或很多愛美女性，甚至很多的男性朋友，也會拿一些號稱可以延緩衰老的健康食品和筆者討論，其中不乏一個月要上萬元的產品，所以這類產品雖然我定義為藍海市場。

　　在整個健康食品來看，一天 50 元其實不算是低價，但是在延緩衰老這種大家都認為是很神奇的功能來看，坊間很多這類性質的產品價格甚至高很多，所以本類別我推薦兩個產品，雖然是藍海市場但是我認為大家還是可以考慮的，很難想像國家保證延緩衰老。

雙效活靈芝滋補液

衛署健食字
第 A00162 號

功效	**免疫調節功能、延緩衰老功能 / 雙功效**
每日攝食量	每日建議食用一瓶（60 毫升）
費用	每日 1 瓶，每 6 瓶 NT$350，**每月 NT$1780**
試驗	動物跟人 / 第二類
出品廠商	佳格食品股份有限公司
原料成分	水、赤芝靈芝液、冰糖、龍眼蜜、蓮子、玉米糖膠、檸檬酸、蘋果酸
保健功效相關成分	靈芝粗多醣
保健功效宣稱	（一）免疫調節功能 經動物實驗結果：
	1. 有助於促進吞噬細胞活性。
	2. 有助於促進自然殺手細胞活性。
	（二）延緩衰老功能：
	1. 有助於降低血清中過氧化物之含量。
	2. 經易老化動物模式的實驗結果顯示，有助於延緩老化。

警語	1. 有過敏體質或自體免疫體質者，請洽醫師意見小心使用。
	2. 多食無益。
注意事項	1. 充分的睡眠、均衡的飲食及適當的運動為身體健康的基礎。
	2. 本產品供保健用，請依建議攝取量食用。

◇◇ 個人綜合意見

推薦這個產品也是因為它有雙功效，而且一般這類的產品大家會覺得貴，因為是靈芝類的產品，具有免疫調節和延緩衰老功效，很多的朋友都不知道國家認證的健康食品功效有延緩衰老這個項目。筆者認識的一些上了年紀的老闆或是貴婦，都吃國外或是一些特別貴的保健品，覺得可以延緩衰老，殊不知台灣就有這樣的產品，以延緩衰老這個功能來看每個月 1780 元，其實不算貴。

而這個產品又雙功效，有免疫調節功能，而且成分是屬於靈芝，在大眾的角度來看，應該是成本比較高的產品，所以這個產品 CP 值蠻高的，又是國內大品牌公司的產品，安全性試驗是第二類，延緩衰老是做動物實驗，因為沒有辦法

在人體上短時間內就可以評估，所以是使用易老化的老鼠來做這樣的實驗，**其中一項延緩衰老指標為降低血液中過氧化物的實驗是人體試驗這點是不錯的。 要注意的是每天 60 毫升含 5.5 公克的糖。**

　　從以上可以瞭解抗氧化對於延緩衰老是有對應關係的。

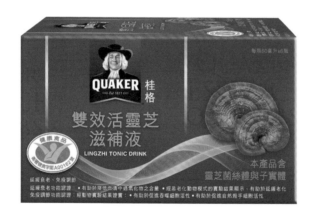

桂格雙效活靈芝滋補液

營養標示

每一份量 60 毫升

本包裝含 1 份

	每份	每 100 毫升
熱量	24.8 大卡	41.6 大卡
蛋白質	0.4 公克	0.7 公克
脂肪	0 公克	0 公克
飽和脂肪	0 公克	0 公克
反式脂肪	0 公克	0 公克
碳水化合物	5.8 公克	9.7 公克
糖	5.5 公克	9.2 公克
鈉	24 毫克	40 毫克

保健功效之相關成分含量

每 60 毫升含靈芝粗多醣 94.5～141.8 毫克

衛署健食字
第 A00194 號

頂級玫瑰四物飲

功效	延緩衰老功能
每日攝食量	每日攝取 60ml
費用	**男性每月 1500 元，女性每月 1200～1500 元。**
試驗	動物跟人 / 第二類
出品廠商	佳格食品股份有限公司
原料成分	四物萃取液（水、當歸、川芎、熟地、白芍）、冰糖、紅棗、桂圓、枸杞、黑棗、洛神花、玫瑰果萃取液、桂枝、玫瑰果片、玉米糖膠、維生素 C、檸檬酸、DL- 蘋果酸
保健功效相關成分	以總多酚（以 ferulic acid 計）為品管指標成分

保健功效宣稱	1. 有助於增加血漿中總抗氧化能力。 2. 經易老化老鼠動物實驗結果顯示，有助於延緩老化。
警語	1. 孕婦忌食桂枝及正值生理期請暫停食用。 2. 接受醫師治療者，請與醫師商討後再飲用。 3. 多食無益。
注意事項	1. 請洽詢醫師或營養師有關於食用本產品之意見；均衡的飲食及適當的運動為身體健康的基礎。 2. 本產品含四物萃取液會產生微量沉澱現象，請搖勻後食用。 3. 本產品供保健用，請依建議攝取量食用。

◇◇ 個人綜合意見

為何會說男性每個月 1500 元，而女性每個月是 1200～1500 元呢？因為這個產品的警語有建議女性在生理期間暫停服用，所以每個月服用的天數是 24 天，所以女性的花費是

1200 元，就女性熱愛的延緩衰老功能來說，這樣的價格很平價。由於這個產品名稱可能會讓大多數男性朋友覺得是女性專用產品，但是這個產品的人體試驗包含男女，所以就人體試驗數據來看，男性服用也會有效果。

總多酚其實就是抗氧化物質，所以抗氧化物質可以對應到延緩衰老這個功效。

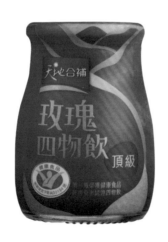

天地合補頂級玫瑰四物飲

營養標示

每一份量 60 毫升

本包裝含 份（依產品容量而異）

	每份	每 100 毫升
熱量	25.2 大卡	42 大卡
蛋白質	0.3 公克	0.5 公克
脂肪	0 公克	0 公克
飽和脂肪	0 公克	0 公克
反式脂肪	0 公克	0 公克
碳水化合物	6 公克	10 公克
糖	6 公克	10 公克
鈉	10 毫克	17 毫克

保健功效之相關成分含量

每 60 毫升含以總多酚（以 ferulic acid 計）為品管指標成分：60.9～91.5 毫克

輔助調節血壓功能

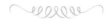

　　共3支產品，是藍海市場，此類別產品價格為**每天50元**，每月則為1500元，本次推薦1支產品。

　　這功能目前的產品有3支，但是其他2支都是證號失效，所以唯獨一支產品稱王，所以這是個藍海市場，而且這產品其實也很特殊，價格比較高，但它有雙功效，除了血壓之外，還有護肝。

　　扣除之前筆者推薦的護肝產品大概每個月600元的話，那麼降血壓的功效，每個月就只要900元，個人認為還算可以接受。如果你對於調節血壓有需求的話，這產品算是非常獨特，且沒得選。

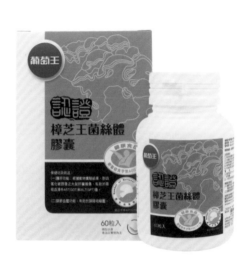

葡萄王樟芝王菌絲體膠囊

保健功效	護肝功能（針對化學性肝損傷）、輔助調節血壓功能／雙功效
每日攝食量	每日食用三粒
費用	每月 1500 元
檢驗	護肝老鼠、血壓人體／第三類產品
出產廠商	葡萄王生技股份有限公司

原料成分	內容物：樟芝菌絲體發酵液凍乾粉（Fermented Antrodia cinnamomea mycelia powder）、硬酯酸鎂（Magnesium stearate）。 膠囊殼：明膠（Gelatin）、硫酸月桂酯鈉（Sodium lauryl sulfate）、純水、甘油（Glycerine）、食用黃色4號、食用紅色6號。
外觀形態	柑光透明膠囊內含紅褐色粉末
保健功效相關成分	腺苷（Adenosine）、**芝麻素（Sesamin）**、Antrosterol、γ-胺基丁酸（GABA）
保健功效宣稱	（一）保健功效項目「護肝」 1. 根據動物試驗結果，對四氯化碳誘發之大鼠肝臟損傷，有助於降低血清中AST（GOT）和ALT（GPT）值。 2. 根據動物實驗結果，攝取本產品有助於延緩硫代乙醯胺誘導之肝纖維化，或降低其危險因子。

（二）保健功效項目「輔助調節血壓」有助於調降收縮壓。

警語

1. AST（GOT）、ALT（GPT）值持續升高，可能是肝臟疾病所引起，應立即就醫。
2. 嬰幼兒、孕婦、哺餵母乳者，如欲食用本產品，請洽詢醫師或醫療專業人員。

注意事項

1. 本產品非藥品，僅供保健用，罹病者仍需就醫。
2. 請依建議攝取量食用，勿過量。
3. 目前接受醫師治療者，請與醫師商量後再食用。
4. 避免孩童自行取用。
5. 食用過量可能有安全疑慮。
6. 均衡飲食及適當運動，為身體健康之基礎。
7. 本產品含麩質之穀物製品。

◆◇◆ 個人綜合意見

這個功能目前就這一支，筆者也十分鼓勵其他廠商也可以投入這一個功能產品的研發，筆者覺得目前僅此一支的 CP 值還不錯，是因為它有雙功效，品牌也是大品牌，只不過這類的成分不是傳統常見，所以安全性是屬於第三類，**但它做的是人體試驗。**

值得注意的是，這個產品也含有芝麻素，所以保健功效中也含有護肝。

營養標示

每一份量 0.5 公克（1 粒）

100 粒包裝含 100 份，60 粒包裝含 60 份，

30 粒包裝含 30 份，10 粒包裝含 10 份，

9 粒包裝含 9 份，3 粒包裝含 3 份

	每份	每日參考值百分比
熱量	2.4 大卡	0 %
蛋白質	0.2 公克	0 %
脂肪	0.04 公克	0 %
飽和脂肪	0.02 公克	0 %
反式脂肪	0 公克	*
碳水化合物	0.3 公克	0 %
糖	0.01 公克	*
鈉	2 毫克	0 %

每一份（一粒）含有品管指標成分
腺苷（Adenosine）0.32~0.48 mg
芝麻素（Sesamin）0.48~0.72 mg
Antrosterol 1.2~1.8 mg
γ- 胺基丁酸（GABA）1.68~2.52 mg

骨質保健功能

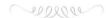

共 25 支產品，紅海市場，**每天 18 元**，此類別產品價格分布每月 430 到 6000 元，本次推薦 2 支產品。

這類產品在國內不算是熱門，但是我很推薦大家食用的原因，有很多的中高年齡的族群其實骨質保健是做得不夠的，因為大家比較熟知保健關節類的產品，目前這個產品已有非常低價的推薦，所以算是紅海市場。

衛署健食字
第 A00311 號

安怡™關鍵高鈣奶粉

功效	骨質保健功能
每日攝食量	4 匙奶粉（30 公克），每日 30 公克
費用	每罐 750 克 NT$450，每月 NT$540
功效試驗	動物
安全性	第一類
出品廠商	香港商遠東恆天然乳品有限公司台灣分公司 / 川岳生物科技股份有限公司
原料成分	脫脂奶粉、乳清粉、麥芽糊精、全脂奶粉、菊苣纖維、碳酸鈣、葡萄糖胺鹽酸鹽、氧化鎂、維生素 D3、氧化鋅。
保健功效相關成分	鈣
保健功效	骨質保健功能
保健功效宣稱	經動物實驗證實攝取本產品可能有助於延緩骨流失。

注意事項

1. 請洽詢醫師或營養師有關食用本品之意見；均衡的飲食及適當的運動為身體健康之基礎。

2. 乳糖不耐症者，請諮詢專業醫事人員建議飲用。

3. 本產品為健康食品不能取代正規醫療及相關藥品。

4. 本產品供保健用，請依建議攝取量食用。

5. 本品含有專利菊苣纖維，飲用後可促進腸道蠕動，並產生脹氣及排氣等現象，若有不適者，請停止飲用。

6. 不應用以餵哺一歲以下嬰兒。

7. 本產品含有奶類，不適合其過敏體質食用。

◇◇ 個人綜合意見

這個產品可以取代部分餐食,每個月只要 500 多元,蠻划算的,也是大品牌出的機能性奶粉,一般通路還算好找,安全性第一類。由以下的標示會發現,它的骨質保健功能來自於鈣,品管指標成分為菊苣纖維,此菊苣纖維的結構及功效與一般菊苣纖維不同,取得多國專利,有效促進鈣吸收。產品並無額外添加糖,營養標示的糖為牛奶中天然存在的乳糖。

這個產品我個人很推薦,因為每杯牛奶含有 600 毫克的鈣質,還有幫助鈣質吸收的維生素 D 及葡萄糖胺,各位朋友可以做為上班的點心或者是加班時的補充食品,因為它是低脂的,當然更適合年長者。

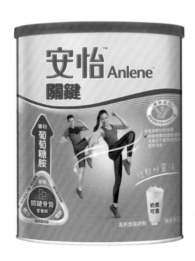

安怡™ 關鍵高鈣奶粉

許可證字號：
衛部健食字第 A00311 號

營養標示

每一份量 30 公克
本包裝含 25 份

	每份	每 100 毫升
熱量	112 大卡	51 大卡
蛋白質	6.4 公克	2.9 公克
脂肪	1.2 公克	0.5 公克
飽和脂肪	0.5 公克	0.2 公克
反式脂肪	0 公克	0 公克
碳水化合物	19.0 公克	8.6 公克
糖	12.4 公克	5.6 公克
膳食纖維（菊苣纖維）	1.5 公克	0.7 公克
鈉	85 毫克	39 毫克
維生素 A	160 微克 RE	73 微克 RE
維生素 D	8.1 微克	3.7 微克
維生素 B2	0.6 毫克	0.3 毫克
泛酸	1.2 毫克	0.6 毫克
維生素 C	1.9 毫克	0.8 毫克
鈣	600 毫克	273 毫克
鐵	0.5 毫克	0.2 毫克
鋅	1.2 毫克	0.5 毫克
鎂	52 毫克	24 毫克
磷	198 毫克	90 毫克

其他重要成分
葡萄糖胺鹽酸鹽　529 毫克 / 每份
保健品管指標成分
菊苣纖維　1500±300 毫克 / 每份

保健功效相關成分
鈣　600±90 毫克 / 每份

高鈣鮮豆漿

功效	**骨質保健功能、調節血脂功能 / 雙功效**
每日攝食量	每日 450 毫升
費用	每瓶 400 毫升 /NT$17，**每月 NT$574**
試驗	動物 / 第一類
出品廠商	光泉牧場股份有限公司
原料成分	水、非基因改造黃豆、蔗糖、複方碳酸鈣（碳酸鈣、糊精、阿拉伯膠）、檸檬酸。
保健功效相關成分	黃豆蛋白、鈣
保健功效宣稱	（一）調節血脂；經動物實驗結果證實：

（一）調節血脂；經動物實驗結果證實：

1. 有助於降低血中總膽固醇；

2. 有助於降低血中低密度脂蛋白膽固醇；

3. 有助於降低血中三酸甘油酯。

（二）骨質保健；經動物實驗結果證實，攝取本產品可能有助於延緩骨流失。

警語	1. 痛風、糖尿病、易有腎結石病患及腎臟病患，請洽詢醫師、藥師或營養師有關食用本品之意見。
	2. 本產品含大豆，對其過敏者不宜飲用。
注意事項	1. 均衡的飲食及適當的運動為身體健康的基礎。
	2. 本品不宜與藥物合併使用，飲用本品前請注意會與高鈣產生藥物交互作用的藥物，請洽詢醫師、藥師或營養師有關食用本品之意見。
	3. 本產品供保健用，請依建議攝取量食用。

◇◇ 個人綜合意見

　　這產品的骨質保健功效來自於額外添加的碳酸鈣成分，以及原本豆漿的鈣質。筆者在調節血脂的時候有推薦它，因為雙功效，每月 600 元就有這兩項功效，吃這個產品的 CP 值很高，因為可以取代部分餐食，同時也蠻方便的，品牌是大品牌，通路蠻好找的，所以如果扣掉最低的骨質保健一個月要 400 多元的話，那額外的調節血脂大概才 100 多元，

所以這個 CP 值很高的。安全性是第一類，**要注意的是每天 450 毫升含糖 12.6 公克。**

　　這個產品我非常推薦，但是很多朋友不知道，而且廠商好像也不太打廣告，這個產品每個月 600 元，就有雙功效，CP 值超級高，也可以取代部分餐食，食用非常方便，品牌是大品牌，通路我覺得還算蠻好找的，而且取得方便，你隨時到便利商店應該可以買得到，具有調節血脂跟骨質保健的雙功效，大家可以嘗試看看。

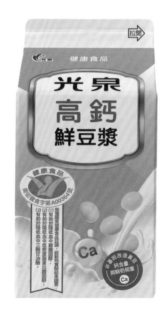

光泉高鈣鮮豆漿

4-12

牙齒保健功能

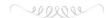

　　共 6 支產品，藍海市場，**每天 7 元**，此類別產品價格分布每月 210 元，本次只推薦 1 支產品。

　　你沒看錯，健康食品竟然有牙齒保健這個功效，很多的朋友都沒有注意到，其實我推薦的產品廠商也沒特別去打廣告，我個人覺得是非常地可惜，希望大家可以注意有這類的產品，也讓有需求的朋友可以嘗試看看。

益齒達 ® 無糖口香糖－薄荷

功效	保健功效：牙齒保健功能
每日攝食量	每日五次，每次一片，飲食後食用
費用	**每包 10 元七片 / 每月 210 元**
試驗	人體 / 第一類
出品廠商	台灣留蘭香股份有限公司
原料成分	甜味劑（山梨醇、木糖醇、甘露醇、麥芽糖醇糖漿、阿斯巴甜），口香膠，甘油，香料，大豆卵磷脂，抗氧化劑（二丁基羥基甲苯）
外觀形態	米白色片狀口香糖
保健功效相關成分	木糖醇
保健功效宣稱	1. 可減少口腔內的牙菌斑。 2. 可減少牙菌斑內突變形鏈球菌數量（Streptococcus mutans）。 3. 有助於降低蛀牙的發生率。

警語	1. 少吃甜食，維持口腔衛生是防止蛀牙的最基本要素。
	2. 幼童食用本品請小心，切勿將其吞食。
	3. 食用本品如有任何過敏及不適，請立即停止食用，並洽詢醫師。
	4. 請勿吞食。全素可食。
	5. 苯酮尿症患者（Phenylketonurics）不宜使用。
注意事項	1. 包裝不全，請勿食用。
	2. 請洽詢醫師或營養師有關食用本品之意見；均衡飲食與適當的運動為身體健康之基礎。
	3. 本產品供保健用，請依建議攝取量食用。

◇◆ 個人綜合意見

這項產品很便宜,每個月只要 200 元出頭,安全性是第一類,而且做的是人體試驗,大品牌通路非常好找。且**由以上可知這個口香糖,是因為添加了木糖醇,對於牙齒裡的突變型鏈球菌會有抑制的效果,這些鏈球菌會造成牙齒上糖分代謝成酸,去腐蝕我們牙齒,而這成分可以抑制這些鏈球菌的數目,達到牙齒保健的功效,所以你看到有一些漱口水會加木糖醇就是這樣的道理。**

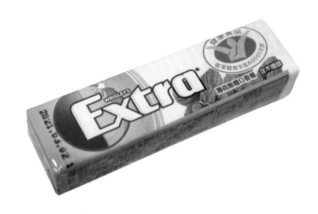

益齒達®無糖口香糖 - 薄荷

許可證字號：
衛署健食字第 A00058 號

營養標示

每一份量：3 公克（1 片）

本包裝含 7 份

	每份	每 100 公克
熱量	5.3 大卡	177 大卡
蛋白質	0 公克	0 公克
脂肪	0.0 公克	0.0 公克
飽和脂肪	0.0 公克	0.0 公克
反式脂肪	0.0 公克	0.0 公克
碳水化合物	1.7 公克	2.4 公克
糖	0.0 公克	0.0 公克
鈉	0 毫克	0 毫克

保健功效相關成分含量

每 3 公克含木糖醇 Xylitol（保健功效成分）0.45 公克

促進鐵吸收功能

共 5 支產品，藍海市場，**每天 50 元**，此類別產品價格分布每月 1500 元，目前買得到的有四支價格都一樣。所以本類別筆者就不特別推薦了，都是第二類的安全性，都是動物試驗，裡面都是加一些有機化的亞鐵，才讓它有這樣的功效。

衛署健食字
第 A00142 號

頂級四物鐵飲料

功效	促進鐵吸收功能
每日攝食量	每日一瓶
費用	每月 1500 元
動物 / 第二類	中天生物科技股份有限公司

衛署健食字
A00197 號

含鐵四物飲

功效	促進鐵吸收功能
每日攝食量	每日攝取應達 120 毫升
費用	每月 1500 元
動物 / 第二類	佳格食品股份有限公司

衛署健食字
第 A00263 號

櫻桃姬補鐵精華液

功效	促進鐵吸收功能
每日攝食量	每日 100 毫升
費用	每月 1500 元
動物 / 第二類	黑松股份有限公司 / 甲芝生物科技股份有限公司

李時珍四物大補帖（飲品）

功效	促進鐵吸收功能
每日攝食量	每日一瓶
費用	每月 1500 元
動物 / 第二類	中天生物科技股份有限公司

Part 5

最高 CP 值的
健康食品組合

每月 1000 元，甚至 0 元達成：調節血脂、不易形成體脂肪、調節血糖、胃腸功能改善、輔助調整過敏體質、免疫調節，共六項國家保證的功效。

最高 CP 值的功能組合

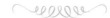

　　桂格即沖即食大燕麥片、養樂多 300light 活菌發酵乳，以及双健茶王，這三樣產品若依產品標示的劑量每天食用，可達成：**調節血脂功能、不易形成體脂肪功能、調節血糖功能、胃腸功能改善、輔助調整過敏體質功能、免疫調節功能**……等 6 項國家保證的功效。**每天只要 34 元，每個月約是 1000 元，理論上可以取代部分的餐食，所以每個月要花的費用應該只有幾百塊**，或是不花錢。

　　桂格即沖即食大燕麥片、養樂多 300light 活菌發酵乳、双健茶王。

　　這三個產品的安全性都是第一類的，也就是最高等級的安全性。而且這三樣產品可以取代部分餐食，**養樂多 300light 活菌發酵乳**就每天一罐 100cc，在使用計劃上採兩個月為單位，就是買個一箱或是好幾排，這樣金額非常低，大概可能是 8 元一瓶。**桂格即沖即食大燕麥片**每天是 75 公

克，如果你在量販店買兩個月的份量，大概一天也大概花 12 元左右。**双健茶王**在此的目標是調節血糖每天是 350cc，售價來看到一天差不多是 14 元，這樣三個產品吃一個月大概是 1000 元。

目前，這樣的組合 CP 值最高，各位在坊間應該很難找到其他組合，而且有國家保證功效的健康食品，功能也涵蓋了國內大部分朋友的需求，也具有目前新冠疫情熱門的免疫調節的功效，建議大家可以試試看。

如何取代生活中的餐食

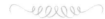

筆者建議可以把健康食品當早餐，這樣你就不用再特別去買早餐，而且通常剛起床胃口也較清淡，你可以把養樂多加在 75 公克的大燕麥片中泡來吃；双健茶王則可當做一般飲料的花費。

大家比較擔心的是養樂多中有加糖或代糖，但是每天只有 100cc，和一般的飲料動輒 400 ～ 500cc 的糖分比起來，筆者認為是可以接受的，再者若你是加進 75 公克的大燕麥片中拌著吃，其實不會想像中那麼甜，或是你可以試試把100cc 的養樂多加 200cc 的水變成 300cc 清淡的乳酸飲料，筆者是覺得不甜，但是你如果本身有血糖值的疑慮，可改用養樂多 300light，它是用代糖取代部分的糖分，可以減少糖分的攝取。其實，平常大家喝的 500cc 手搖飲料的糖分，合起來絕對就比這個糖分多太多。**双健茶王**是無糖，所以就不用擔心，如果在喝飲料的朋友，會發現双健茶王每天才十幾元其實很平價。

小資族的健康聰明選

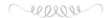

　　在這裡，筆者想提醒大家一個觀念：並不是說貴的產品不好，或是高單價的產品不好，而是這項健康食品產品的價格資訊，和如何正確攝取以達到效果，與它的價格之間的關聯性夠不夠透明。常常有些產品可能一罐 1000 塊，好像不是很貴，可是你會發現它要達到功效的劑量，是一個禮拜就要吃一罐，那代表你一個月要花 4000 塊，那這樣的金額就要考慮一下，是不是有其他具有同樣功能的產品能夠取代。

　　另外，筆者常會和朋友提到，就像賓士車出了什麼新款式，對大眾來講意義不大，因為一般小資族群並不會去買這樣價格的車，賓士車絕對是很棒的，但要付出的代價太高了。回過頭來看，健康食品是要吃長期的，所以更不可能讓一般民眾長期負擔高單價的健康食品。

　　如果你真的有在長期吃健康食品，你就會發現一家子四個人買一台車，假設一台車是 70 萬用 10 年，一年是 7 萬除上四個人，一個人一年不到 2 萬元。但是很多人花在健康食

品一年就超過 2 萬元，比買車子還貴，若是四個人食用健康食品，一年吃下來的金額也不少。

　　筆者認識某些朋友常常會告訴筆者一個概念：就是健康是無價的，沒有了健康人生是黑白的。所以他們認為一個月花個好幾千甚至上萬塊，來購買健康食品是有道理的；真的是這樣嗎？若是你也覺得筆者朋友的講法是有道理，那筆者提的方案你更應該嘗試，因為價格很低，筆者的做法幾乎是一年可以省下很多很多錢，2、30 年後這個效益會差多少。

　　若是負擔得起高單價產品的朋友，也是可以去買的，就像賓士車絕對是好東西，但是比較平價的產品可能也有好東西呀！筆者認為對於一般大眾能夠長期的服用，並且產生長期效應，就因為平價且有功效，因此跨入的門檻非常的低，更可以擴展到沒有在服用健康食品的族群，因為平價可以讓更多大眾得到健康。

吃健康食品不是吃解藥

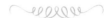

　　上述 6 大功能一個月一千元，其實這 6 大功效已經涵蓋國人很多的需求了。但是筆者這邊要講的概念，是不要覺得吃健康食品，像在吃解藥一樣，然後你就可以繼續吃「毒藥」（那些不健康的飲食或生活習慣）。因此，筆者很希望健康食品是屬於取代餐食的，這樣就可以融入生活，改變你的飲食結構，降低健康疑慮的風險。

　　這裡提一個有趣的故事，筆者曾經跟一位業界的老闆級朋友說，有一個產品每天只要吞幾顆就可以取代運動，取代那些健康的食物，甚至……，筆者才講到一半，那個朋友馬上錢包拿出來，就數鈔票給筆者錢，說你不用講了，先幫我買個幾盒來試試，接著筆者才跟他說以目前的健康食品來講，筆者還沒有看到這樣的產品，即使是藥物要達成也不容易。

　　筆者會講這個故事的目的是說，大家理想中的產品還沒有出現，所以各位如果自身有看到這樣宣傳效果的產品，其實要小心謹慎的去求證。

　　也因為前面我有解釋過健康食品的效果必須要 8 週左右，才會看得出來，並不是速效的，所以解藥的定義來看，如果大家找解藥就請先去看醫生吧！

Part 6

健康食品的
「神奇成分」

整理完這 464 項健康食品後,教會我們的事,非本科系的你或許就能瞭解,原來如此簡單。這是本書最具有價值的地方。

　　當我們討論完 CP 值高的健康食品後，再來談談這 464 件健康食品教會我們的事情，其實這才是筆者在此書中最想要告訴大家的結論。這些結論是非常的簡單且不需要有生物科技相關的背景，一般的民眾都可以理解。

　　筆者希望藉由一般大眾覺得健康食品很神奇，進而讓大家瞭解功效成分與功能之間的對應關係，最後歸納出很簡單的成分，絕對不是大家在廣告和電視上看到的，那些很神奇或沒聽過很稀有的特殊成分。

　　想必在看這本書之前，大家會覺得健康食品很厲害，所以筆者藉由整理近五百項健康食品後，再優先推薦 20 支 CP 值高的產品，並且一支一支的介紹分析其有效成分，或是添加的健康成分，再歸納出一些比較安全，並依功效成分去比對它的功能後，筆者發現有幾項重要的結論，這就是筆者認為我們基本要健康所必須該攝取的成分：

第一就是纖維

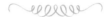

　　纖維對於健康食品所參與的功能很多，比如：**調解血脂、調節血糖、不易形成體脂肪、胃腸功能、免疫調節、過敏調解。依照目前 464 件健康食品的分析比對，等於是一物有以上 6 項功能。不過，人體是無法自行合成纖維，一定要靠攝取才能得到**，同樣地，所有動物食材來源都沒有纖維，所以一定得從植物食材來源才能攝取纖維，也就是**蔬菜、水果和五穀雜糧。**

　　蔬菜、水果很多的朋友都知道，但是五穀雜糧大家可能會有一點點驚訝，因為很多的減肥觀念會告訴你不要吃澱粉，五穀雜糧幾乎與澱粉畫上等號，但是五穀雜糧含的纖維量是很高的，下圖筆者引用「財團法人全民健康基金會」健康雜誌第 33 期的資料：

食物膳食纖維含量表（皆為每百公克食物之含量）

主食類	膳食纖維（克）	蔬菜類	膳食纖維（克）	水果類	膳食纖維（克）	乾燥食物	膳食纖維（克）	零食甜點	膳食纖維（克）
薏仁	16.9	食茱萸	16.8	醃漬桃子	7.3	洋菜	73.6	山粉圓	57.9
大麥	15.3	牛蒡	6.7	土芭樂	5	乾海帶	28.4	愛玉子	51.6
小麥	12	香椿	5.9	仙桃	4.8	脫水蔬果	25	葵花子	19.7
即食燕麥	8.9	野苦瓜	5.1	柿子	4.7	髮菜	20.4	花生	17
大麥片	8.5	野莧菜	4.3	石榴	4.6	紫菜	11.7	無花果	13.3
小薏仁	5.5	秋葵	4.1	榴槤	4.4	梅乾菜	8.4	黑芝麻粉	13
綜合穀類	5.3	冷凍花椰	3.2	金棗	3.7	蘿蔔乾	7.2	柿餅	11.8
薏麵	4.5	紅鳳菜	3.1	芭蕉	3.3	醃漬香菇	4.6	黑棗	10
糙米	3.3	黃豆芽	3	香吉士	3	榨菜	3.5	杏仁果	9.3
高纖米	2.8	荷蘭豆菜	2.8	西洋梨	3	高麗菜干	3	蓮子	8.3

　　由以上的表大家就會發現，一直以一般大眾都認為蔬菜的纖維含量較高，**其實大部分的五穀雜糧及根莖類的纖維量比一般常見蔬菜還高出許多，而大部分水果的纖維含量則比五穀雜糧及蔬菜還低。**

　　我們從健康食品可以取得的功效，對應纖維就有六大項功能。一般的民眾先不用去管它的機制是什麼，因為纖維是本來食物裡面就含有的成分，所以安全性是高的，而且自古以來這麼多人在吃五穀雜糧，所以我們可以從一般的膳食攝取到纖維，它並不是一個昂貴或稀有的成分，如果從日常的餐食膳食中攝取不足，我們再補充健康食品即可。

這幾年很盛行的生酮減肥法，就是只吃肉跟蔬菜、水果，不吃澱粉。個人不是這麼的認同這樣的飲食法，因為只吃蔬菜、水果要達到足夠的纖維量不容易。個人建議搭配五穀雜糧，比如：糙米、燕麥片、小麥胚芽等等會比較好，因為吃蔬菜水果不容易有飽足感，而攝取肉類則會有飽足感，但是熱量及脂肪含量容易攝取過高。相反地，五穀雜糧容易有飽足感之外，熱量中等、脂肪含量也不高，所以建議要飲食健康的朋友，除了增加蔬菜、水果的攝取之外，五穀雜糧的攝取也不能忘。

　　從愛之味双健茶王，可以得知每天 5.2 公克的纖維，可以調節血糖。

　　從桂格即沖即食大燕麥片，可以得知每天 7.4 公克的纖維，可以調節血脂及不易形成體脂肪。

　　從維他露每朝健康綠茶可以得知每天 14 公克的纖維，可以調節血脂及不易形成體脂肪及胃腸功能改善。

　　從養樂多 300light 活菌發酵乳，可以得知添加纖維是有

利益生菌生長，所以除了可幫助改善胃腸功能外，也因為腸道也是人體的免疫器官，也間接幫助了調節免疫及輔助調整過敏體質的功能。

　　所以對於纖維這個成分，筆者的建議是優先從五穀雜糧當中攝取，因為五穀雜糧是一般大眾最容易被忘記的，再來是蔬菜水果，不足時再由健康食品補充。

第二就是益生菌

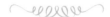

　　益生菌一定要靠外來攝取，身體不會自己產生。 益生菌參與的健康食品功效也很多，比如：**胃腸功能改善、輔助調整過敏體質、免疫調節**。依照筆者的分析比對，等於是一物有以上三項功能，從前面的纖維，我們就可以瞭解改善胃腸功能對於過敏體質及免疫調節，具有間接的幫助。改善胃腸功可以從健康食品裡的成分內容，瞭解到益生菌有此功效，還有幫助益生菌的物質，都可以改善腸胃功能，比如纖維還有果寡糖，所以這三樣成分對於胃腸功能改善，輔助調整過敏體質及免疫調節，具有直接或間接的幫助，最典型的例子，就是筆者們推薦的養樂多 300light 活菌發酵乳每天 100 cc 添加了 3.3 公克的纖維，還有台糖果寡醣同樣可以改善胃腸功能。

　　除了補充益生菌之外，也要補充對於益生菌有利的物質，比如果寡糖還有纖維，纖維攝取在前面筆者已提過了，而果寡糖也廣泛存在於蔬果當中，建議也可由筆者推薦的產品一

台糖果寡醣補充攝取，因為很平價，但主因是天然界食物的果寡糖含量是有但是不夠高。

　　各位朋友如果你有喜歡或偏好的益生菌產品，其實都可以使用，若是沒有特殊喜好者，則可試試筆者推薦的養樂多300light 活菌發酵乳，因為有國家保證又非常平價，也因為益生菌人體無法自己產生，傳統的膳食餐點含的益生菌的量很少，所以必須額外天天補充。

第三就是抗氧化物質

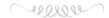

　　這類的泛稱其實很多，在我們前面討論的產品介紹，有護肝功能、延緩衰老，等於是一物有以上兩項功能，這些抗氧化物質（植物生化素）都來自於植物，答案就是蔬菜、水果。所以要攝取抗氧化物質，其實多攝取蔬菜、水果即可，也因為抗氧化可以降低血中脂肪氧化的比例，所以對於心血管也是有幫助的。

　　從頂級玫瑰四物飲、活力五味子錠、味丹心茶道健康青草茶，這三樣產品內的總多酚、芝麻素、五味子素，均為抗氧化物質可得知，它們有護肝與延緩衰老的功能。

　　總結上面三樣（纖維、益生菌、抗氧化物質），筆者認為是最常見且必須的保健成分，就涵蓋了目前健康食品 13 項功能中的 8 項功能：為調解血脂、調節血糖、不易形成體脂肪、胃腸功能、免疫調節、過敏調解、護肝功能、延緩衰老。其中需額外攝取得就是益生菌，其他抗氧化物質及纖維都可

以來自於每日的飲食。

　　抗氧化物跟纖維就只有植物這一個來源，所以就回到五穀雜糧、蔬菜、水果的攝取，所以只要在日常的飲食多增加五穀雜糧、蔬菜、水果的攝取量，再加上前面推薦的 20 支產品，各位朋友可以嘗試著攝取後，應該不難感覺出功效。

Part 7

我是怎麼買、
怎麼吃？

由於太多朋友問筆者個人健康食品或是保健食品怎麼
吃。以下是筆者個人的做法，筆者除了會從上述推薦
產品清單中購買外，也會從日常飲食挑選食物著手，
並加上一些保健食品（非健康食品），筆者認為非常
簡單且容易執行，也是務實的做法，以下揭露的清單
是筆者個人常買的清單，絕對不是打高空，而是可執
行的。

　　筆者個人建議給大家的重點，**在於飲食習慣結構的修改，這樣才能融入生活當中，過往的健康食品攝取習慣像是在吃解藥**，但是現在要修改到各位的飲食結構當中，這樣就不用額外再攝取「解藥」，也不用額外再花費，或是花費變得很低。

　　筆者十多年來在瞭解這些產品的成分和功效，也包含一些新的特殊成分，個人認為比較容易執行且安心的做法是「**減法哲學**」，非常的簡單且不複雜。

　　以下我會公開我自己個人是怎麼吃、怎麼買的，但是我必須說明這是我個人的吃法並不保證功效，而我上述推薦的 20 件健康食品，我也會適時的採購跟補充，但是我個人在吃的不見得購買健康食品，原因就是個人覺得沒有這樣的需求，因為大部分我的朋友都有這樣的需求，所以給了以上 20 件非常划算的產品推薦。

纖維

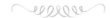

首先當然是**纖維**，單單纖維的產品，個人是以**好市多的罐裝纖維粉**當作單位價格參考，也就是說真的在纖維攝取不足時，筆者是攝取這項產品，大概 1 公克纖維是 0.8 元台幣，法國製造 760 公克 615 元。

纖維除了存在於蔬菜水果之外，其實**五穀雜糧**也非常的多，這是大部分的朋友忽略的地方。因此，筆者會從日常的生活中去攝取五穀雜糧，而且特別注重食物纖維含量的百分比，跟每日纖維的總攝取量，以下是筆者個人會攝取的五穀雜糧食品細項：

全麥高纖吐司

個人是都買好市多賣的**義美全麥高纖吐司**，這條吐司 980 公克售價 75 元，含有 78 公克纖維，是政府法規中的高纖食物。因為每 100 公克有 6 公克以上的纖維，所以用以上單純纖維粉的價格來換算，就知道這個幾乎 1 公斤的吐司 CP

值很高。一條吐司 22 片你每天吃三片一個禮拜吃完剛剛好，這樣每天攝取 11 公克的纖維，筆者是包成三片一包放在冷凍庫，比燕麥片方便。

◇◇ 燕麥片

當然也是好市多賣的**桂格燕麥片**，真的很便宜，不過可能攜帶比較不方便。筆者個人是不買小包裝有調味或加糖的燕麥片，有時候也不見得會買桂格的燕麥片，其實**只要是純燕麥片**都是高纖維食品。純燕麥片的纖維含量大概都有 10%，所以每天吃個 75 公克到 100 公克，每天花大概十幾元左右而已。

◇◇ 八寶粥、十寶粥

八寶粥，筆者認為是一項很不錯的點心選擇，國內大概就那幾家產品，雖然有些許糖分，但這個產品都沒有脂肪，而且**一罐很便宜 20 幾元**而已。不過，廠商沒有標示纖維的含量百分比，在此筆者建議廠商可以加上纖維含量百分比，或是纖維克數。也因為是八寶粥和十寶粥，可以達到少量多樣化的食物攝取目標，熱量不高，個人認為此項產品如果去做健康食品認證，也許有機會可以令這類產品加值。

◆◇ 薏仁寶、薏仁饌

這個產品也是這幾家在生產，薏仁算是非常高纖維含量的食物，**一罐也很便宜，差不多 20 幾元**，概念跟八寶粥大致相同。筆者認為也是一項有機會成為健康食品認證的產品。

◆◇ 糙米、五穀米

吃五穀雜糧及上述提到的產品，除了有纖維質外，還會有豐富的維生素 B 群，無形之間你就攝取到很多天然的維生素了。糙米、五穀米，筆者就不多講了，這類雜糧各大報章雜誌都在談，而且很便宜，你可能**一碗真的才幾塊錢新台幣**，當然吃的時候，加些調味，或是喜愛的配菜，會讓食用時更開心。

以上這些產品是很有機會融入到你的早餐或點心，或者是你食之無味的那一餐，可以吃這些東西，因為你都食之無味了，你吃這個你也不會覺得不好吃。這樣無形中沒有多花錢但是你已經部分改善了你的飲食結構。

益生菌類產品

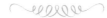

　　益生菌，筆者有提過身體是不會製造的，所以一定要每天補充，所以**菌數的含量要夠高**，且要多元，筆者認為菌種多元也會有不同面向的幫助：

　　筆者是比較過，覺得好市多賣的**福樂無糖優酪乳**非常便宜的，兩罐一組賣 189 元，每罐大概是 1700 cc，筆者大概每一罐分 4 天喝完，所以每天是 425cc、價格 23 元，每 cc 含一億個益生菌，所以每天有 425 億益生菌，這個產品在好市多賣的，含 5 種菌種；而一般同品牌坊間賣的，大概含 3 種和 4 種菌種，感覺多樣性比較多，而且是無糖的優酪乳，也不會有含糖量過高的問題。

　　因為是優酪乳，所以每天也會同時攝取到部分的乳蛋白跟乳鈣質。再加上優酪乳的乳糖大部分會轉換為乳酸，也比較不會有拉肚子的問題，所以每天 23 元個人認為非常划算。各位朋友如果覺得無糖的吃不習慣，可以加一些筆者前面推薦的**台糖果寡醣**。

7-3

抗氧化類產品及補充劑

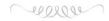

筆者將之分為**食物**或是**非食物型**的補充劑。

食物類

指的是在自己可控的餐點內的配菜，筆者會選擇多樣顏色的**蔬菜**，以及**根莖類**、**豆類**。這點可以給各位一些建議，筆者看過一些朋友的便當，除了主菜之外，副菜可能就是蛋、香腸、甜不辣、魚丸等等的，這些配菜並不會帶給你纖維，以及蔬果的抗氧化成分，所以建議大家可以去試著改變，這樣其實並不會多花錢，但是可以改善你的飲食結構。

水果的部分也不是很貴的水果，大概就是**蘋果、芭樂、香蕉、柳丁**，大家一定都聽過「一天一蘋果，醫生遠離我」這句話吧？這些水果的價格都很便宜，也會提供水果的抗氧化成分；但有一些水果筆者是不會將之定義為水果，而認為是額外的甜點，比如：西瓜、葡萄……這類水分多、甜度高的水果，攝取量一定要特別注意。

◇◆ 非食物型的補充劑

筆者都在好市多購買，幾乎每一項產品，每天的攝取價格只要幾塊錢台幣，比台灣坊間很多藥房所購買的產品便宜很多。我個人是把這樣的概念融入餐食中，並不是真的攝取健康食品。筆者的概念是不用太拘泥於要吃非常特殊或昂貴高級的保健食品。

維生素 C 美國製造，你可以買好市多的自由品牌，也可以買其中一款緩釋型的維生素 C，一天真的不到 3 元。

綜合維生素（Nature Made）美國製造，，一天大約 3 元。

魚油 加拿大製造，一天不到 4 元。

葡萄籽 加拿大製造，一天不到 3 元。

亞麻仁油 加拿大製造，一天約 5 元。

鈣片 美國製造，一天大約 2 元吧。

上面購買這些的產品建議，各位還是要詳細閱讀產品上所有的訊息、注意事項及成分等等。以上 6 樣補充劑，每天吃大概 20 元台幣。

筆者落實將上述的概念融入餐食當中，所以個人唯一會額外攝取錠劑、膠囊的產品，一個月大概就 600 元，包含 6 個品項，平均一個品項一個月 100 元。筆者的概念是不用太拘泥於要吃非常特殊或昂貴高級的健康食品，反倒是要落實

健康飲食，並且配合睡眠、飲水、運動等等健康習慣。剩下來的錢可以作為對自己健康相關的投資，包含：保險、健康檢查、運動器材等等。

　　雖然很多的產品宣傳會告訴你，一定要吃到多好的健康食品才能得到健康，但筆者要說的是健康食品不是一切。最後還有一點，上述的原則和食品，是真實筆者有在執行的做法，而且也不是一天捕魚三天曬網。

　　很多的朋友買了很貴的健康食品，或者是看了筆者的建議，想要執行，但是常常沒有持續，筆者上面提到的這些錠劑、膠囊產品，都會詳細閱讀包裝上面的注意事項，也因為是在台灣好市多購買，都會有中文說明標示，個人認為這樣的通路是比較有保障且價格透明的。

　　最後也因為我購買的這些都只能稱得上是保健食品所以不能保證功效。

Part 8

健康食品
Q&A

為什麼只有討論這十三種功效呢？

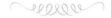

　　因為目前政府有公告的，就只有這 13 種功效的驗證跟評估方式，但未來應該會再陸續增加其他功效的評估，所以有朋友關心的，比如：顧眼睛、記憶力或是老年癡呆……，在未來可能政府會公布這樣的實驗方式，廠商就可以依循政府的實驗方式去做實驗，評估是否有效果。

　　所以筆者並沒有辦法去評斷不屬於這 13 種功效的健康食品，因為政府並沒有核可它的安全性跟功效性，有很多的產品可能是美國和日本進口，在當地可能有功效性的驗證，但是健康食品在台灣是屬於法規保障的，你可以把它想成各國的法規都是屬地主義，所以筆者在這樣的範疇之下，去選擇也比較有依歸，如果筆者把各國的通過認證的產品都來比較，那個量體實在是太大了，而且各國的法規不一，有的國家認定是藥品，有的國家就認定是健康食品，這也是一大難題。

8-2

想買的功效並沒有在上述 13 項健康食品中的功效，那該怎麼辦呢？

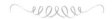

多年來很多朋友給我看的產品也是有不乏非上述 13 項健康食品功效的，這些產品大部分都是有打廣告的產品居多，多是廣告講的很神奇，或是在一些傳直銷通路及廣告打得很大，甚至很多名人代言的產品。雖然並不在上述 13 項健康食品功效，所以就只能算是保健食品，由於不能判斷到底功效如何、安全性如何，所以建議各位可以用以下的方法去做評估，這也是我在課堂上教我學生的方式。

因為並沒有健康食品認證，所以很難正面表列，所以可由是否有負面表列的方式來評估，以下提供一個網站：

這是衛福部食品藥物化妝品違規廣告民眾查詢系統，網址為 https://pmds.fda.gov.tw/illegalad/

各位朋友可以針對你有興趣的產品，藉由這個政府網站去評估。如果這個產品在衛福部是常常被開罰的產品，不見得說這個產品沒有效，可能這個產品的效果是 100，但是廠

商把他講成 200。通常這些常被開罰的產品價格會特別的貴，因為廣告打得比較大費用高之外，廠商必須要準備多餘的利潤去付這些罰款。

　　接著，各位朋友可以利用我上述的 part2 及 part3 介紹的邏輯，去評估是否該使用這個產品，最後評估每個月吃的價格你能不能夠負擔得起。最後，還是一句老話，身體有異狀或是不舒服請先去看醫生，或者你也可以拿這個產品去請教醫生。

從政府公告的 1、2、3、4 類安全性的健康食品實驗來看，是否做比較多的安全性的試驗的健康食品就比較好？

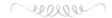

　　其實道理很簡單，想想看這項產品為什麼要做較多的安全性試驗，也就是代表它的疑慮比較高，所以要做比較多。想想你每天在吃的飯，需要做這麼多的安全性試驗嗎，這個食物已經經過上千年人類的食用，可能有十億人都吃過了，時間也很長，量也很大，所以不需要做安全性試驗。

　　從安全性健康食品的分類 1、2、3、4 來看，第 4 類其實作的安全性試驗最多，難道它是最棒的嗎？就是因為它可能裡面含有致癌性物質，才會分在第 4 類，而做很多的安全性試驗，藉以證實它是否會產生畸胎、有問題的下一代，或是產生基因體突變之類的問題，所以個人會比較保守看待。

　　當然，畢竟是政府頒布的健康食品認證，代表都有通過安全性的驗證，並不會因為它是第 3 類，就可能代表它不安全，只是說這類型的產品通常比較少見，並不是傳統常吃到，

因此才會做比較多的安全性試驗。也就是因為這樣，就回到筆者之前提到通常少見的產品，價格會比較高；所以在筆者推薦的產品裡，這類的就很少，除非這個類別沒有其他 1、2 類的安全性產品，或是其他 1、2 類安全性產品價格過高。

　　最後，再提醒各位，有獲得健康食品認證的產品，在安全性上面都有國家的把關，雖然政府會依據這一個健康食品的狀況，去評估它是屬於第幾類的安全性健康食品，但是只要有獲得健康食品認證，各位朋友就可以安心地選購，我個人是希望藉由我這樣的選擇方式，鼓勵大家去選購比較常見平常的健康食品。也因為它是常見且平常，所以比較容易平價，不代表不常見的健康食品不好，只是通常它的價位會比較高。

8-4

產品標示上看得出功效性是做動物實驗還是人體實驗嗎？

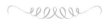

　　可以的，我舉上述推薦 20 件產品中的養樂多 300light 跟養樂多 300 當例子，同樣都是有助於增加腸內益生菌，一件產品的功效敘述前面如加註經動物實驗結果證實，代表這一個功效性的實驗是動物實驗，而另一件產品的功效敘述就沒有加註經動物實驗結果證實，就只寫有助於增加腸內益生菌，代表就是人體功效性試驗。

為何有的健康食品加註含精製糖的警語但是有的沒有？

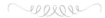

　　主要是衛福部有特別規定糖含量的部分，我引述如下：

　　配合國人營養政策，健康食品之配方設計，必須符合「少油、少鹽、少糖」原則，以兼顧產品整體營養價值。考量攝取過多精緻糖，易造成肥胖且引發代謝症候群、心血管疾病，爰限制健康食品添加精緻糖上限。參考世界衛生組織 (WHO)建議，依每人每天熱量攝取 2000 大卡計算，精緻糖熱量不可超過每日總熱量攝取的 10% 為限 (即 200 大卡)，換算糖量即不可超過 50 公克。爰於 106 年 7 月 17 日新修正之「健康食品查驗登記審查原則」中規定健康食品產品配方，依每日建議攝取量所外加精緻糖量，不得超過 25 公克 (每日糖量上限 1/2)；另高於 17 公克 (每日糖量上限 1/3) 者應加註：「本品依每日建議攝取量○○公克 / 毫升，所含外加精緻糖量達○○公克，請注意熱量攝取」。

從以上衛福部的資料可以得知，有拿到健康食品認證的產品，，每日的建議攝取量中的外加精緻糖量是不會超過 25 公克的。因為超過 25 公克是拿不到認證的，所以各位不用過度的緊張含糖量，但是注意每日糖量的總攝取，我認為是個很好的基本觀念。

是否為常見食品可取代部分餐食

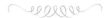

　　有的健康食品可以取代部分正餐，或是消費者在無形中做了部分餐食的替代，其實並沒有增加消費的負擔，反倒改善飲食結構，省錢又健康。這樣便可以節省原本每天餐食費，也就是可以達成再不多花餐費以外的金額，但是又可以達到健康食品的功效，這樣幾乎等於沒多花錢。

8-7

要怎麼吃？吃多少？
吃多少時間？吃多少量？

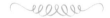

　　當然是照著產品上面的標示吃。但常見的狀況是，大部分民眾買了有健康食品認證的燕麥片，一罐大概是 800 公克到 1100 公克，可是許多人可能都是吃個幾湯匙，或是吃個幾天，接下來就有一搭沒一搭的吃，其實這樣是達不到功效的，照著產品上面的標示吃，燕麥片一天要吃到 75 公克才能達到保健功效，也就是你買一罐 800 公克，你 10 天到 11 天就要吃完。

　　這也就是為什麼我們可以藉由標示上的劑量，算出 1 個月要吃這項產品要花多少錢，健康食品功效認證做實驗，大概都是 6 週到 12 週，平均是 8 週，就代表你至少要吃兩個月，才會有統計上的功效，當然這樣的效果，絕對不會像吃藥那樣，這麼快或強大。

　　另外，談到何時吃。筆者在選擇健康食品時，盡量是選擇可以取代部分餐食的健康食品，因為這樣子可以更省錢，

甚至不花錢，那代表這個健康食品可能會在三餐中出現。現在的民眾非常忙碌，你每天一定會有一餐到兩餐是無心於用餐的，什麼意思呢，像早上急著出門或是到公司才吃早餐，其實你的心思也不可能放在早餐上，所以你在用餐時並不是很用心的去品嘗，這個時候建議就可以使用健康食品。

個人建議早餐最適合，因為通常胃口還沒有開，當你胃口還沒有開，吃得比較清淡也不會排斥。或是在公司工作時吃的餐食；午餐時間可是工作最繁忙時，這個時候就很適合用健康食品。筆者覺得是一個很好的機會，像筆者都是早上吃，這樣保證一定融入你的生活當中了。

如果吃了沒效果呢？

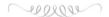

　　這個問題是很多朋友會問的問題之一，但這和個人的體質、感覺有關。筆者必須說明的是，如果你的症狀是要靠藥物才有效果，或是有困難的病因時，還是要先看醫生。有標章的健康食品畢竟都是政府核准，其經過科學實驗驗證，在統計上有效果，如果你今天照著這個健康食品的標示吃了兩個月，你覺得沒有特別有效果，你可以再去換其他品牌，上述我推薦的產品很平價，至少你不會花很多錢。

　　舉個例，就像延緩衰老這個功能。如何判定吃了沒效，或說吃了真的有效，這一點真的很難去驗證它，因為你要證明它吃了沒效，可能要花好多年的時間；因此，這點不是那麼容易去評估。

　　另外，大家對於健康食品最好不要存有傳統行銷給大眾觀念，認為健康食品很神奇，筆者覺得很神奇這件事情不應該套在健康食品上。因為就科學驗證來看，健康食品跟醫療用藥是兩種不同層面的東西；在台灣，大家會把健康食品塑

造得很神奇，是認為藥會有副作用，在推波助瀾下，就變成健康食品是神奇又非常安全的食品，且多吃多保祐一樣。

在看過這麼多有健康食品認證的產品標示之後，你會發現有些健康食品甚至會告訴你多吃無益，或是請依照醫生的指示建議，再來決定是否使用這個健康食品。可見健康食品不是你我想像的這樣，隨便買來吃就可以了。還是要看清楚你選購的健康食品標示上所有的文字，再評估你要怎麼吃這個產品。

8-9

到底是添加物有效還是食品有效？

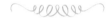

　　這個問題的答案幾乎是這個產業的半個祕密了，各位看了筆者上述的介紹和敘述之後，就會發現有一些產品會有這樣的功能，是因為它添加了什麼成分，可以對應這樣的功效，政府也是藉由驗證這樣的成分來確保標準的。

　　舉個例：為什麼可樂產品能夠不易形成體脂肪呢？ 是因為它添加了纖維。所以筆者才會在上課時告訴學生，筆者把纖維添加在雞塊和薯條，接著去做動物實驗，結果可能發現有添加纖維的實驗組，動物體脂肪的增加速度比沒有添加纖維的還慢，理論上就可能取得不易形成體脂肪的功效。之後，筆者便可以推出減肥雞塊或是薯條，其實不是雞塊、薯條很神奇，而是因為添加物的關係。

　　所以藉由筆者介紹上面 20 個產品之後，你就會發現有的產品是加了添加物才有效，有的產品是本身內含的成分就是有效的，而不是額外添加，就像燕麥片不用額外添加就有纖維，但是可樂是不會有的。

　　重點就是回到筆者前文提到的基本功：你買任何產品一定要把產品標示全部看清楚。內容物含了什麼東西、含量又是多少、成分的多跟少的排列……，這個你都要很清楚，你就可以知道到底是這個產品本身有效，還是添加物有效。

　　當然，就最後功效跟價格的立場來看，筆者不認為一定要買這個產品本身有效，而不是來自添加物的。筆者覺得只要符合國家認證，安全又有功效，價格又非常容易負擔得起，筆者覺得就可以。

　　這個問題其實是多年來很多朋友與學生覺得特別的地方，因為有的朋友會覺得某些產品好神奇，怎麼會有這樣的功能，或是某些產品怎麼可能會有那麼多種功能，其實就是藉由添加物來增加多種功效的目的，筆者才在此歸納提出答案。

一些特殊健康食品的警語跟注意事項

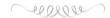

　　舉個實例，筆者看過目前一個證號仍然有效的健康食品注意事項，寫的是「本產品請勿長期或大量食用」。一般的消費者對於健康食品都會長期的服用，甚至也會大量使用，所以這一個注意事項，筆者認為是比較特別的，所以舉出來讓大家來注意，也就是無論你買的是有認證的健康食品，也會出現這樣子的警語，所以筆者才會說產品上所有的標示都要看得很清楚，這樣對各位朋友才是有保障的。

健康食品標章的「健食字號」與「健食規字號」有何不同？

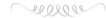

　　目前健食規字號的產品只開放魚油跟紅麴這兩類，所宣稱的功效類別為「調節血脂」。由於健食規字號是規格審查並無將產品做安全性及功效性的實驗，所以筆者在篩選調節血脂的產品時，已從 184 件調節血脂產品的 112 件為健食字號產品中（有 72 件為健食規字號），選出價格非常平價的健康食品，所以筆者並沒有推薦健食規字號的調節血脂類產品。因為已有夠平價且有國家保證的安全與功效實驗，那就不考慮健食規字號產品。以下筆者節錄自衛福部網站說明兩者的資料。

　　第二軌：規格標準審查

　　針對科學上已相當確知具有保健功效的成分開放規格標準審查，衛生福利部評估開放規格標準品項及其建議攝取量之四要件：1. 傳統長久供飲食經驗安全無疑慮、2. 功效機轉

明確、3. 有效成分明確、4. 已建立有效成分之分析方法。產品成分符合衛生福利部公告之健康食品規格標準,由學理確立產品依建議攝取量具保健功效並且安全無虞,並提供申請產品符合公告之規格標準等檢驗報告,無需進行保健功效評估試驗及安全試驗。目前已公告的健康食品規格標準為魚油及紅麴兩項,凡獲得通過者,可宣稱之保健功效範圍均相同。魚油類產品可標示:「本產品可能有助於降低血中三酸甘油酯;其功效乃由學理得知,非由實驗確認」;紅麴類產品可標示:「本產品可能有助於降低血中總膽固醇;其功效由學理得知,非由實驗確認」。

消費者可以從產品包裝上的標章及字號來辨別一、二軌,於 88 年至 102 年 7 月 22 日所核發之字號,第一軌的產品上標有「衛署健食字第 A00000 號」,包含 1 個英文字母 A 及 5 個阿拉伯數字,第二軌的產品上標有「衛署健食規字第 000000 號」,並且多了一個「規」字,數字為 6 碼,不含英文字母。自 102 年 7 月 23 日起,因「衛生署」改制為「衛生福利部」,故自該日後獲得健康食品審查通過之產品,第一軌的產品改標為「衛部健食字第 A00000 號」,同樣包含 1 個英文字母 A 及 5 個阿拉伯數字,第二軌的產品改標為「衛部健食規字第 000000 號」,同樣多了一個「規」字,數字為 6 碼,不含英文字母。

　　從以上衛福部的資料得知，健食規字號寫的功效是，魚油類產品可標示：「本產品可能有助於降低血中三酸甘油酯；其功效乃由學理得知，非由實驗確認。」紅麴類產品可標示：「本產品可能有助於降低血中總膽固醇；其功效由學理得知，非由實驗確認。」

　　因為沒有實驗證實所以國家只給大家可能的保證，現在大家明白為何調節血脂是推薦健食字號了吧。筆者是覺得與其買健食規，就去買好市多的魚油就好了。

Part 9

遺珠之憾的
健康食品

可果美 100% 蕃茄汁（無添加食鹽）證號失效。

衛署健食字
第 A00038 號

它之前核准是調節血脂的功效，這個產品是元老級的產品，它的編號很前面，是純的百分之百番茄汁，沒有加食鹽，很可惜證號失效。

筆者記得每天 190cc 就可以達到降低三酸甘油脂，一個月很便宜，又是純天然的產品。它帶給筆者的啟發就是純的番茄汁和番茄，應該會對應到調節血脂。番茄汁當然安全性很高第一類，當時是做動物功效實驗，筆者希望廠商可以重新取證並讓這個產品上架。

申請商號	台灣可果美股份有限公司
原料成分	100% 蕃茄汁
外觀及包裝型態	馬口鐵罐
容量	190 毫升、245 毫升、340 毫升
保健功效相關原料	100% 蕃茄汁（無添加食鹽）

可爾必思發酵乳 安益乳,廠商不賣了

這個產品很可惜,也是元老級的產品 , 功效是調節血壓,安全性是第一類,是人體試驗,很可惜**可爾必思發酵乳安益乳**證號失效,因為是發酵乳,價格筆者認為應該不貴,因為證號失效也買不到,所以筆者查不到賣價。筆者希望廠商可以重新取證並讓這個產品上架,因為目前調節血壓這一類的產品就只有一件,所以那件是稱王,如果安益乳能夠重新上市對於消費者能多一個選擇。

原料成分	水、發酵乳、麥芽糖醇糖漿、大豆多醣類、果膠、香料、檸檬酸鈉、纖維素、人工甘味料:阿斯巴甜
外觀形態及包裝	外觀形態:乳白色液體 包裝:綠色玻璃瓶
保健功效成分含量	每一份量 160 毫升,含有「乳三胜」(VPP、IPP) 3.4 毫克 (VPP 換算)

桂格青春養身素
廠商不賣了

這個產品證號還有效，功能是延緩衰老及不易形成體脂肪；廠商添加抗氧化多酚及纖維，安全性質第一類，功效為動物及人體實驗，一個月吃起來 800 多元。雙功效之外，重點是延緩衰老，延緩衰老這個類別的健康食品價格，目前都還要在 1500 元以上，很可惜廠商不賣。

目前，廠商有出名字接近的，但不是這個產品，筆者希望廠商可以重新取證並讓這個產品上架，也因為延緩衰老這一類別目前是藍海市場，所以可以多一些平價的產品投入，對於消費者是比較有利的。

原料成分	脫脂奶粉、全脂奶粉、麥芽糊精、萃取物【綠茶萃取物（含多酚）、葡萄籽萃取物（含多酚）、蘋果萃取物（含多酚）】、礦物質（磷酸鎂、碳酸鈣、焦磷酸鐵、葡萄糖酸鋅）、香料、大豆萃取物（含大豆異黃酮）、維生素（B2、B6、C、E、菸鹼醯胺、葉酸）、乳糖。

外觀形態	乳白色粉狀。
包裝	750 公克、825 公克、1500 公克及 1800 公克之馬口鐵罐包裝;35 公克 (內包裝為鋁箔袋);35 公克 x 50 包盒 (內包裝為鋁箔袋,外包裝為紙盒) 包裝。
保健功效成分含量	每一份量 35 公克:總多酚 (以 tannic acid 計) 179~269 毫克
保健功效敘述	延緩衰老功能認證 1. 有助於降低脂質過氧化物之產生。 2. 有助於增加紅血球中抗氧化酵素之活性。 3. 經易老化鼠動物實驗結果顯示,有助於延緩老化。

Part 10

這本書的
後續效應

　　如果這本書可以讓您每個月省下一些費用，照筆者計算第一個月可能省下千元以上，一年絕對是上萬元，建議可以將這些省下的經費投資在運動上，比如買一雙好走的**運動鞋**或是跑鞋，跟家人多走走，去慢跑或是**定期健康檢查**的費用，不要害怕跟醫生討論自己身體上健康的問題，不要逃避看醫生。

　　另外，大家會想要吃健康食品，也是希望自己可以健康且降低風險，所以你也可以將省下的錢去**購買保險**，因為即使吃了健康食品或是看了醫生，也不敢保證一定不會發生健康疑慮。但是有買保險至少可以有最後一個保障。最後，如果你覺得筆者的書對你有幫助，也可以將這本書幫你省下的錢多買幾本書送給朋友，這樣可以讓這個知識及觀念擴散出去。另外，筆者就非常推薦劉鳳和大哥的保險觀念書，大家可以買他的書來看。

　　紅海市場的產品其實業者如果要再投入是會比較辛苦的，像調節血脂類別目前獲認證的產品就有 100 多支，價格從每個月 100 塊到 9000 塊不等， 而像是調節血壓、延緩衰老、 促進鐵吸收、抗疲勞這四項功效。目前，市場上的競爭對手不多，產品不多，價格也還不錯，很適合健康食品業者的投入。

　　此外，政府也在積極規劃其他功效的驗證措施，未來也

會有不只於這 13 項的其他功效加入,業者可跟政府相關部門瞭解,這樣對於廣大的消費者跟民眾能夠有更充分的選擇及更多的幫助。以目前來看,雙功效跟三功效的產品在市場上還算是稀有,且有廣告的效益,而且容易讓大眾覺得 CP 值高,這也是業者可以積極佈局的方向。

這本書為給不是這領域的朋友們,當作健康食品的入門書,所以內容我盡量歸納成簡化平實。從前面推薦的 20 支產品的細部功效會發現,同樣是調節血脂這個功效的產品,但是不同的產品拿到的細部功效又不一樣。甚至細部的種類數目也不同,這個也是目前廠商在做產品差異化的一個方向,當然在本書我就不做這樣子的深入討論,會太複雜,也許未來健康食品到了 1000 件甚至 2000 件左右時,我就可以針對一個大功效的細部功效,,來做一些比較跟討論了。

當然我也希望我推薦的平價的產品,能夠保持平價不要下架,就我多年來的觀察真的有蠻多的商品,可能沒有做廣告或是消費者不知道被通路下架,或者產品本身製造商覺得賣不好沒有利潤,而最後就不賣了。希望這本書能夠鼓勵到願意推出平價健康食品的廠商,也希望其他的廠商也能夠朝這方面努力。

健康食品
管理法

第一章　總則

第1條

為加強健康食品之管理與監督，維護國民健康，並保障消費者之權益，特制定本法；本法未規定者，適用其他有關法律之規定。

第2條

本法所稱健康食品，指具有保健功效，並標示或廣告其具該功效之食品。

本法所稱之保健功效，係指增進民眾健康、減少疾病危害風險，且具有實質科學證據之功效，非屬治療、矯正人類疾病之醫療效能，並經中央主管機關公告者。

第3條

依本法之規定申請查驗登記之健康食品，符合下列條件之一者，應發給健康食品許可證：

一、經科學化之安全及保健功效評估試驗，證明無害人體健康，且成分具有明確保健功效；其保健功效成分依現有技術無法確定者，得依申請人所列舉具該保健功效之各項原料及佐證文獻，由中央主管機關評估認定之。

二、成分符合中央主管機關所定之健康食品規格標準。
　　第一項健康食品安全評估方法、保健功效評估方法及規格標準，由中央主管機關定之。中央主管機關未定之保健功效評估方法，得由學術研究單位提出，並經中央主管機關審查認可。

第 4 條

健康食品之保健功效，應以下列方式之一表達：

一、如攝取某項健康食品後，可補充人體缺乏之營養素時，宣稱該食品具有預防或改善與該營養素相關疾病之功效。

二、敘述攝取某種健康食品後，其中特定營養素、特定成分或該食品對人體生理結構或生理機能之影響。

三、提出科學證據，以支持該健康食品維持或影響人體生理結構或生理機能之說法。

四、敘述攝取某種健康食品後的一般性好處。

第 5 條

本法所稱主管機關：在中央為行政院衛福部；在直轄市為直轄市政府；在縣（市）為縣（市）政府。

第 二 章　健康食品之許可

第 6 條

食品非依本法之規定，不得標示或廣告為健康食品。

食品標示或廣告提供特殊營養素或具有特定保健功效者，應依本法之規定辦理之。

第 7 條

製造、輸入健康食品，應將其成分、規格、作用與功效、製程概要、檢驗規格與方法，及有關資料與證件，連同標籤及樣品，並繳納證書費、查驗費，申請中央主管機關查驗登記，

發給許可證後,始得製造或輸入。

前項規定所稱證書費,係指申請查驗登記發給、換發或補發許可證之費用;所稱查驗費,係指審查費及檢驗費;其費額,由中央主管機關定之。

經查驗登記並發給許可證之健康食品,其登記事項如有變更,應具備申請書,向中央主管機關申請變更登記,並繳納審查費。

第一項規定之查驗,中央主管機關於必要時,得委託相關機關(構)、學校或團體辦理;其辦法,由中央主管機關定之。

第一項申請許可辦法,由中央主管機關定之。

第 8 條

健康食品之製造、輸入許可證有效期限為五年,期滿仍須繼續製造、輸入者,應於許可證到期前三個月內申請中央主管機關核准展延之。但每次展延不得超過五年。逾期未申請展延或不准展延者,原許可證自動失效。

前項許可證如有汙損或遺失,應敘明理由申請原核發機關換發或補發,並應將原許可證同時繳銷,或由核發機關公告註銷。

第 9 條

健康食品之許可證於有效期間內,有下列之各款事由之一者,中央主管機關得對已經許可之健康食品重新評估:

一、科學研究對該產品之功效發生疑義。

二、產品之成分、配方或生產方式受到質疑。

三、其他經食品衛生主管機關認定有必要時。

中央主管機關對健康食品重新評估不合格時，應通知相關廠商限期改善；屆期未改善者，中央主管機關得廢止其許可證。

第 三 章　健康食品之安全衛生管理

第 10 條

健康食品之製造，應符合良好作業規範。

輸入之健康食品，應符合原產國之良好作業規範。

第一項規範之標準，由中央主管機關定之。

第 11 條

健康食品與其容器及包裝，應符合衛生之要求；其標準，由中央主管機關定之。

第 12 條

健康食品或其原料有下列情形之一者，不得製造、調配、加工、販賣、儲存、輸入、輸出、贈與或公開陳列：

一、變質或腐敗者。

二、染有病原菌者。

三、殘留農藥含量超過中央主管機關所定安全容許量者。

四、受原子塵、放射能汙染，其含量超過中央主管機關所定安全容許量者。

五、攙偽、假冒者。

六、逾保存期限者。

七、含有其他有害人體健康之物質或異物者。

第四章　健康食品之標示及廣告

第 13 條

健康食品應以中文及通用符號顯著標示下列事項於容器、包裝或說明書上：

一、品名。

二、內容物名稱；其為二種以上混合物時，應依其含量多寡由高至低分別標示之。

三、淨重、容量或數量。

四、食品添加物名稱；混合二種以上食品添加物，以功能性命名者，應分別標明添加物名稱。

五、有效日期、保存方法及條件。

六、廠商名稱、地址。輸入者應註明國內負責廠商名稱、地址。

七、核准之功效。

八、許可證字號、「健康食品」字樣及標準圖樣。

九、攝取量、食用時應注意事項、可能造成健康傷害以及其他必要之警語。

十、營養成分及含量。

十一、其他經中央主管機關公告指定之標示事項。

第十款之標示方式和內容，由中央主管機關定之。

第 14 條

健康食品之標示或廣告不得有虛偽不實、誇張之內容，其宣稱之保健效能不得超過許可範圍，並應依中央主管機關查驗

登記之內容。

健康食品之標示或廣告，不得涉及醫療效能之內容。

第 15 條

傳播業者不得為未依第七條規定取得許可證之食品刊播為健康食品之廣告。

接受委託刊播之健康食品傳播業者，應自廣告之日起六個月，保存委託刊播廣告者之姓名（法人或團體名稱）、身分證或事業登記證字號、住居所（事務所或營業所）及電話等資料，且於主管機關要求提供時，不得規避、妨礙或拒絕。

第 五 章 健康食品之稽查及取締

第 16 條

衛生主管機關得派員檢查健康食品製造業者、販賣業者之處所設施及有關業務，並得抽驗其健康食品，業者不得無故拒絕，但抽驗數量以足供檢驗之用者為限。

各級主管機關，對於涉嫌違反第六條至第十四條之業者，得命其暫停製造、調配、加工、販賣、陳列，並得將其該項物品定期封存，由業者出具保管書，暫行保管。

第 17 條

經許可製造、輸入之健康食品，經發現有重大危害時，中央主管機關除應隨時公告禁止其製造、輸入外，並廢止其許可證；其已製造或輸入者，應限期禁止其輸出、販賣、運送、寄藏、牙保、轉讓或意圖販賣而陳列，必要時，並得沒入銷

燬之。

第 18 條

健康食品有下列情形之一者，其製造或輸入之業者，應即通知下游業者，並依規定限期收回市售品，連同庫存品依本法有關規定處理：

一、未經許可而擅自標示、廣告為健康食品者。

二、原領有許可證，經公告禁止製造或輸入者。

三、原許可證未申請展延或不准展延者。

四、違反第十條所定之情事者。

五、違反第十一條所定之情事者。

六、有第十二條所列各款情事之一者。

七、違反第十三條各款之規定者。

八、有第十四條所定之情事者。

九、其他經中央衛生主管機關公告應收回者。

製造或輸入業者收回前項所定之健康食品時，下游業者應予配合。

第 19 條

健康食品得由當地主管機關依抽查、檢驗結果為下列處分：

一、未經許可而擅自標示或廣告為健康食品者，或有第十二條所列各款情形之一者，應予沒入銷毀。

二、不符第十條、第十一條所定之標準者，應予沒入銷毀。但實施消毒或採行適當安全措施後，仍可使用或得改製使用者，應通知限期消毒、改製或採行安全措施；逾期未遵行者，沒入銷毀之。

三、其標示違反第十三條或第十四條之規定者，應通知限期
　　收回改正其標示；逾期不遵行者，沒入銷毀之。

四、無前三款情形，而經第十六條第二項規定命暫停製造、
　　調配、加工、販賣、陳列並封存者，應撤銷原處分，並
　　予啟封。

　　製造、調配、加工、販賣、輸入、輸出第一項第一款或
　　第二款之健康食品業者，由當地主管機關公告其公司名
　　稱、地址、負責人姓名、商品名稱及違法情節。

第 20 條

舉發或緝獲不符本法規定之健康食品者，主管機關應予獎勵；
獎勵辦法由主管機關另行訂定。

第六章 罰則

第 21 條

未經核准擅自製造或輸入健康食品或違反第六條第一項規定
者，處三年以下有期徒刑，得併科新台幣一百萬元以下罰金。
明知為前項之食品而販賣、供應、運送、寄藏、牙保、轉讓、
標示、廣告或意圖販賣而陳列者，依前項規定處罰之。

第 22 條

違反第十二條之規定者，處新臺幣六萬元以上三十萬元以下
罰鍰。

前項行為一年內再違反者，處新臺幣九萬元以上九十萬元以
下罰鍰，並得廢止其營業或工廠登記證照。

第一項行為致危害人體健康者，處三年以下有期徒刑、拘役或科或併科新臺幣一百萬元以下罰金，並得廢止其營業或工廠登記證照。

第 23 條

有下列行為之一者，處新臺幣三萬元以上十五萬元以下罰鍰：

一、違反第十條之規定。

二、違反第十一條之規定。

三、違反第十三條之規定。

前項行為一年內再違反者，處新臺幣九萬元以上九十萬元以下之罰鍰，並得廢止其營業或工廠登記證照。

第一項行為致危害人體健康者，處三年以下有期徒刑、拘役或科或併科新臺幣一百萬元以下罰金，並得廢止其營業或工廠登記證照。

第 24 條

健康食品業者違反第十四條規定者，主管機關應為下列之處分：

一、違反第一項規定者，處新臺幣十萬元以上五十萬元以下罰鍰。

二、違反第二項規定者，處新臺幣四十萬元以上二百萬元以下罰鍰。

三、前二款之罰鍰，應按次連續處罰至違規廣告停止刊播為止；情節重大者，並應廢止其健康食品之許可證。

四、經依前三款規定處罰，於一年內再次違反者，並應廢止其營業或工廠登記證照。

傳播業者違反第十五條第二項規定者，處新臺幣六萬元以上三十萬元以下罰鍰，並應按次連續處罰。

主管機關為第一項處分同時，應函知傳播業者及直轄市、縣（市）新聞主管機關。傳播業者自收文之次日起，應即停止刊播。

傳播業者刊播違反第十五條第一項規定之廣告，或未依前項規定，繼續刊播違反第十四條規定之廣告者，直轄市、縣（市）政府應處新臺幣十二萬元以上六十萬元以下罰鍰，並應按次連續處罰。

第 25 條

違反第十八條之規定者，處新台幣三十萬元以上一百萬元以下罰鍰，並得按日連續處罰。

第 26 條

法人之代表人、法人或自然人之代理人或受雇人，因執行業務，犯第二十一條至第二十二條之罪者，除依各該條之規定處罰其行為人外，對該法人或自然人亦科以各該條之罰金。

第 27 條

拒絕、妨害或故意逃避第十六條、第十七條所規定之抽查、抽驗或經命暫停或禁止製造、調配、加工、販賣、陳列而不遵行者，處行為人新臺幣三萬元以上三十萬元以下罰鍰，並得連續處罰。

前項行為如情節重大或一年內再違反者，並得廢止其營業或工廠登記證照。

第 28 條

本法所定之罰鍰，除第二十四條第四項規定外，由直轄市或縣（市）主管機關處罰。

第 29 條

出賣人有違反本法第七條、第十條至第十四條之情事時，買受人得退貨，請求出賣人退還其價金；出賣人如係明知時，應加倍退還其價金；買受人如受有其他損害時，法院得因被害人之請求，依侵害情節命出賣人支付買受人零售價三倍以下或損害額三倍以下，由受害人擇一請求之懲罰性賠償金。但買受人為明知時，不在此限。

製造、輸入、販賣之業者為明知或與出賣人有共同過失時，應負連帶責任。

第 七 章 附則

第 30 條

本法施行細則，由中央主管機關定之。

第 31 條

本法自公布後六個月施行。
本法修正條文自公布日施行。

健康食品推薦指南：聰明選、輕鬆買，教你
怎樣吃出真健康 / 蕭乃文著 . -- 初版 . -- 新北市：
文經社 , 2020.09
　　面；　公分 . -- (Health ; 24)
　　ISBN 978-957-663-787-2(平裝)
　　1. 健康食品
　　411.373　　　　　109009198

Health 0024

健康食品推薦指南：
聰明選、輕鬆買，教你怎樣吃出真健康

作　　　者	蕭乃文
責任編輯	謝昭儀
封面設計	羅啟仁
版面設計	何仙玲
主　　編	謝昭儀
出 版 社	文經出版社有限公司
地　　址	241 新北市三重區光復一段 61 巷 27 號 11 樓之 1
電　　話	(02)2278-3158、(02)2278-3338
傳　　真	(02)2278-3168
E – mail	cosmax27@ms76.hinet.net
印　　刷	永光彩色印刷股份有限公司
法律顧問	鄭玉燦律師
發 行 日	2020 年 9 月初版　第一刷
定　　價	新台幣 380 元

Printed in Taiwan